常见病预防与调养丛书

高脂血症
预防与调养

主编 郭 力 李廷俊

GAOZHIXUEZHENG
YUFANGYUTIAOYANG

中国中医药出版社
·北京·

图书在版编目（CIP）数据

高脂血症预防与调养 / 郭力，李廷俊主编 . —北京：中国中医药出版社，2016.9

（常见病预防与调养丛书）

ISBN 978 – 7 – 5132 – 3512 – 9

Ⅰ . ①高…　Ⅱ . ①郭…　②李…　Ⅲ . ①高血脂病—防治
Ⅳ . ① R589.2

中国版本图书馆 CIP 数据核字（2016）第 154804 号

中国中医药出版社出版

北京市朝阳区北三环东路 28 号易亨大厦 16 层
邮政编码　100013
传真　010 64405750
三河市宏达印刷有限公司印刷
各地新华书店经销

开本 880×1230　1/32　印张 9　字数 237 千字
2016 年 9 月第 1 版　2016 年 9 月第 1 次印刷
书号　ISBN 978 – 7 – 5132 – 3512 –9

定价　27.00 元
网址　www.cptcm.com

社长热线　010 64405720
购书热线　010 64065415　010 64065413
微信服务号　zgzyycbs

书店网址　csln.net/qksd/
官方微博　http：//e.weibo.com/cptcm
淘宝天猫网址　http：//zgzyycbs.tmall.com

内容提要

本书从认识高脂血症开始，详细介绍了高脂血症的基础知识、预防及调养方案。高脂血症的调养主要包括饮食调养、运动调养、药物调养、中医调养及生活调养等内容。

"爱心小贴士"从医生的角度，以一问一答的方式针对高脂血症的预防、调养及生活中的注意事项等疑问给出解答，方便读者找到适合自己的预防及调养方案。

本书实用性强，适合广大群众、高脂血症患者及其家属阅读，也可供医护人员参考使用。

远离疾病，做自己的健康管家

我们每个人都希望自己健康长寿，然而"人吃五谷杂粮而生百病"，生老病死是客观的自然规律。在日常生活中，经常会有各种疾病找上门来，干扰我们的生活，甚至剥夺我们的生命。其实，生病就是疾病在生长！如果想要阻止疾病的生长，首先得知道生病的原因是什么，据此而预防疾病，调养身体。

从营养学的角度而言，人生病的原因可分为两大类：第一，各种细菌和病毒的入侵，比如感冒、流行病等；第二，不良生活方式导致的疾病，比如高血压、糖尿病等。无论是哪种原因，疾病都会导致人体细胞异常，继而发生各种不同的症状。从中医学的角度分析，人之所以会生病，主要有两方面原因：一是人自身抵抗力的下降——正气不足，二是外界致病因素过于强大——邪气过盛。在疾病过程中，致病邪气与机体正气之间的盛衰变化，决定着病机的虚或实，并直接影响着疾病的发展变化及其转归。"未雨绸缪"，"未晚先投宿，鸡鸣早看天"，凡事预防在先，这是中国人谨遵的古训。"不治已病治未病"是早在《黄帝内经》中就提出来的防病养生谋略，是至今为止我国卫生界所遵守的"预防为主"战略的最早思想，它包括未病先防、已病防变、已变防渐等多个方面的内容，这就要求人们不但要治病，而且要防病，不但要防病，而且要注意阻挡病变发生的趋势，并在病变未产生之前就想好能够采用的救急方法，这样才能达到"治病十全"的"上工之术"。

中医学历来重视疾病的预防。一是未病养生，防病于先：指未患病之前先预防，避免疾病的发生，这是老百姓追求的最高境界。二是欲病施治，防微杜渐：指在疾病无明显症状之前要采取措施，治病于初始，避免机体的失衡状态继续发展。三是已病早治，防止传变：指疾病已经存在，要及早诊断，及早治疗，防其由浅入深，或发生脏腑之间的传变。另外，还有愈后调摄、防其复发：指疾病初愈，正气尚虚，邪气留恋，机体处于不稳定状态，脏腑功能还没有完全恢复，此时机体或处于健康未病态、潜病未病态，或欲病未病态，故要注意调摄，防止疾病复发。要想拥有健康的身体，就要学会预防疾病，做到防患于未然。

鉴于此，我们组织编写了"常见病预防与调养丛书"，本丛书以"未病应先防，患病则调养"的理念，翔实地介绍了临床常见病的病因、病症和保健预防、调养等，帮助人们更加具体地了解常见疾病的相关知识。让广大读者远离疾病，做自己的健康管家！

"常见病预防与调养丛书"目前推出了临床常见病——糖尿病、高血压、高脂血症、肥胖症、脂肪肝、冠心病、妇科疾病、妊娠疾病、产后疾病、乳腺疾病、月经疾病、小儿常见病等疾病的预防与调养，未来还将根据读者需求，陆续出版其他常见病的预防与调养书册，敬请广大读者关注。

编者

2016 年 8 月

编写说明

....

高脂血症是一种常见病、多发病，它与脂肪肝、动脉粥样硬化、糖尿病、高血压病、冠心病等疾病密切相关，严重危害人们的身体健康。世界卫生组织公布，全球每年因高脂血症引起的心脑血管疾病死亡人数超过了1700万人，在所有疾病死亡人数中居第一位。目前，我国高脂血症发病率有逐年上升的趋势，及时检出、预防和治疗、控制高脂血症及其相关疾病，显得越来越重要，高脂血症的防治已刻不容缓。

高脂血症没有明显的症状或不适，不易被患者察觉，只有并发动脉粥样硬化、高血压病、糖尿病、肥胖症等疾病时，才会表现出相应的症状。因此，应重视高脂血症的预防，首先要选择健康的生活方式，如合理膳食、适量运动等。为了提高广大人民群众对高脂血症的预防觉悟和认识，帮助高脂血症患者调养疾病，我们组织有关专家精心编写了这本《高脂血症预防与调养》，旨在帮助患者有效预防高脂血症，并为患者提供有效的调养方案。

本书从认识高脂血症开始，详细介绍了高脂血症的基础知识、预防及调养方案。高脂血症的调养主要包括饮食调养、运动调养、药物调养、中医调养及生活调养等内容。

"爱心小贴士"从医生的角度，以一问一答的方式针对读者关心的预防、调养及生活中的注意事项等疑问给出解答，方便读者找到适合自己的预防及调养方案。

本书实用性强，适合广大群众、高脂血症患者及家属阅读，也可供医护人员参考使用。

由于编写时间仓促及编写经验和学识有限，书中不足之处恳请广大读者与专家提出宝贵意见，以便再版时修订提高。

编者

2016 年 6 月

目　录

第三章　高脂血症的饮食调养　49

第四章　高脂血症的运动调养　139

第五章　高脂血症的药物调养　165

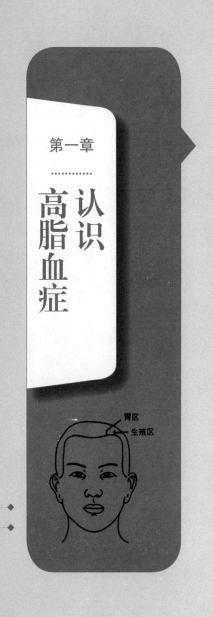

第一章

· · · · · · · · · · ·

认识
高脂血症

什么是血脂
什么是高脂血症

第一节　什么是血脂

一、血脂及其作用

　　血液中的脂肪类物质，统称为"血脂"。人体中的血液由血细胞（红细胞、白细胞、血小板）和血浆组成，血脂就弥散在血浆中。血脂是体内含能量的物质，源于食物，又可以在体内合成，并提供给机体新陈代谢时所消耗的能量。血液中有两种主要的血脂，即胆固醇和甘油三酯，其中胆固醇又主要以低密度脂蛋白（占总胆固醇的 75%）和高密度脂蛋白（占总胆固醇的 25%）的形式存在。

　　一般说来，血脂中的主要成分是甘油三酯和胆固醇。其中甘油三酯参与人体内能量代谢，是人体产热、储能和供给生命的重要物质。而胆固醇则主要用于合成细胞浆膜、类同醇激素和胆汁酸。另外，磷脂是细胞组成之一，脑和神经的组成物质中都离不开它。

二、血脂的种类及生理功能

　　血脂主要包括胆固醇、甘油三酯、磷脂和游离脂肪酸等。

◎ 胆固醇

　　胆固醇（简写为 CH），约占血浆总脂的 1/3，分为游离胆固醇和胆固醇酯两种形式，其中游离胆固醇约占 1/3，其余的 2/3 与长链脂肪酸酯化为胆固醇酯。

　　胆固醇包括几项重要的生理功能。①形成胆酸，参与肝肠循环。②构成细胞膜的重要成分。如果没有胆固醇，细胞就无法维持正常的生理功能，生命也将终止。③合成激素。激素是协调多细胞机体中不同细胞代谢作用的化学信使，参与机体内各种物质的代谢，包括糖、蛋白质、脂肪、水、电解质和矿物质等的代谢，对维持人体正常的生理功能十分重要。

◎ 甘油三酯

甘油三酯（简写为 TG），又称中性脂肪，约占血浆总脂的 1/4。甘油三酯是人体内含量最多的脂类，是人体脂肪的组成部分之一。

在正常情况下，甘油三酯发挥极大的作用，它是脂肪酸的贮藏库，可以根据身体所需被分解，被分解后的脂肪酸为生命活动提供充足的热量。此外，甘油三酯还能够蓄积成皮下脂肪、在体内构成身体组织和生物活性物质、保护内脏器官和防震等。

◎ 磷脂

磷脂（简写为 PL），约占血浆总脂的 1/3，主要有卵磷脂、脑磷脂、丝氨酸磷脂、神经磷脂等，其中 70% ~ 80% 是卵磷脂。

磷脂的生理功能十分强大，是人体不可缺少的组成部分。

（1）组成细胞膜，活化细胞，维持脑神经系统、心血管、肝脏、血液、肠道等功能，提高肌肉、关节的活力。

（2）卵磷脂是神经信使——乙酰胆碱中胆碱的供体，使人体保持充足的活力；提高脑细胞中乙酰胆碱的含量，活化和再生脑细胞，进而恢复和改善大脑的功能。

（3）调节脂肪代谢，使脂肪乳化，防治脂肪肝，预防肝硬化、肝癌。

（4）乳化作用良好，减少和清除血管壁上胆固醇胆红素的沉积，减少脂肪在血管内壁的滞留时间，降低血液黏稠度，增进血液循环，改善血氧供应，延长红细胞寿命并增强造血功能。

（5）药物载体，可以降低药物毒性，提高疗效。

◎ 游离脂肪酸

游离脂肪酸（简写为 FFA），又称非酯化脂肪酸，占血浆总脂的

5%～10%，它是机体能量的主要来源。当肌肉活动所需的能源——肝糖原耗尽时，脂肪组织会分解中性脂肪成为游离脂肪酸来充当能源。但游离脂肪酸不是越高越好，高游离脂肪酸（FFA）刺激的后果是高活性反应分子性氧簇（ROS）和活性氮簇（RNS）生成增多，进而启动了氧化应激机制（高活性反应分子产生和抗氧化作用之间长期失衡而引起组织损伤）。这些活性分子可以直接氧化和损伤 DNA、蛋白质、脂类；还可以作为功能性分子信号，激活细胞内多种应激敏感信号通路，这些信号通路与胰岛素抵抗和 β 细胞功能受损密切相关。

三、血脂的来源

血脂的来源主要有以下两条途径。

◎ 外源性

我们从吃进的食物中摄取的脂类经消化吸收进入血液，这部分主要来自富含脂肪和胆固醇的食物，如蛋黄、奶油、动物的脑组织、内脏（特别是肝脏）及脂肪丰富的鱼、肉类等。

◎ 内源性

由我们身体内肝、脂肪细胞及其他组织合成后进入血液。当食物中的脂肪在胃中经过加温软化后，从胃进入小肠，此时胆囊在食物和胃、肠道中一些特殊激素的影响下发生收缩，将胆汁从胆囊中挤出排入肠道内，从而将脂肪乳化，形成细小的脂滴分散于水溶液中，这时从胰腺分泌出来的脂肪酶，就可以有效地将脂肪分解成甘油和脂肪酸。随后，胆汁中的胆酸又与之结合，形成水溶性复合物，促进其在小肠的吸收，内源性血脂主要在肝脏或小肠内合成，占内源性血脂的 90%。

正常情况下，内源性的血脂和外源性的血脂是相互制约、相互影响的。当我们摄取过多高脂肪、高胆固醇的食物（如奶油、动物肝脏等）后，肠道内的血脂水平升高，内源性脂肪就会受到抑制，血脂的浓度始终保持相对平衡。人体血液中甘油三酯、胆固醇主要靠自身合成，但食物的影响不容忽视，毕竟它们是合成所需要物质的原料。当进食过多的动物脂肪（可成为肝、小肠合成胆固醇的原料），有肾病综合征、先天性脂代谢障碍及肝脏代谢障碍时，就会导致血脂浓度持续升高，可能形成高脂血症。

四、引起血脂增高的因素

◎ 心理因素

血脂的波动与情绪的关系非常密切，一些不良情绪，如紧张、争吵、激动、悲伤等都可能增加人体内儿茶酚胺的分泌，使游离脂肪酸增多，促进血胆固醇和甘油三酯水平升高；而抑郁又会降低高密度脂蛋白－胆固醇，造成血脂异常。

◎ 遗传因素

遗传可通过多种机制引起高脂血症，如造成细胞表面脂蛋白受体缺陷及细胞内某些酶的缺陷，再如发生在脂蛋白或载脂蛋白的分子上，引起基因缺陷。Ⅰ型、Ⅱ型、Ⅲ型、Ⅳ型、Ⅴ型高脂蛋白血症均可以发生遗传，国内临床最常见的是Ⅱ型高脂蛋白血症（家庭型高血胆固醇症）。

◎ 疾病因素

有些疾病，如肥胖症、糖尿病、肝病、胰腺疾病、肾脏疾病、痛风等均会引起脂质和脂蛋白代谢紊乱，从而引起高脂血症。以最为常见的糖尿病、肝病和肥胖症为例。

（1）糖尿病 临床观察，胰岛素依赖型糖尿病患者，血液中最常出现乳糜微粒和极低密度脂蛋白的代谢。其中，严重胰岛素缺乏伴有酮症酸中毒患者，乳糜微粒和极低密度脂蛋白均显著增高，表现为Ⅰ型、Ⅴ型高脂蛋白血症；胰岛素依赖不伴有酮症酸中毒者，血液中一般无乳糜微粒，极低密度脂蛋白正常或略微增高，表现为Ⅳ型高脂蛋白血症。

（2）肝病　肝脏生病，就会影响脂质和脂蛋白的加工、生产、分解和排泄，使脂质和脂蛋白代谢紊乱，从而发生血脂和极低密度脂蛋白含量增高，表现为Ⅳ型高脂蛋白血症。

（3）肥胖症　肥胖症极易激发血清甘油三酯增高，部分患者的血清总胆固醇含量也会增高，主要表现为高脂蛋白血症。

◎ 饮食失当

饮食失当包括饮食不节、饮食过量，或恣食肥腻、甘甜等，如果人体摄入过多膏脂，导致输送、转化不及，使膏脂滞留于血中而致血脂升高；或者饮食不当导致脾胃失调，致使饮食不归正常化，不能化精反变浊脂，混入血中而致血脂升高。前者为实证血脂升高，后者为虚中夹实证血脂升高。

◎ 喜静少动

缺少运动，会影响人体气机舒畅，造成气郁，令津液输布不利，膏脂转化利用不及，生多用少，沉积于体内，混入血中，致血脂升高。

◎ 年老体弱

中老年人五脏六腑皆衰弱，特别是主水的肾、主运化的脾和主疏泄的肝，三者虚弱均会导致膏脂代谢失常，引起血脂水平升高。

◎ 情志刺激

思虑伤脾，郁怒伤肝，脾失健运、肝失条达均可使膏脂运化输布失常，而致血脂升高。

◎ 体质禀赋

例如天生肥胖多脂，成年后因肥胖导致阳气不足，延缓津液膏脂转化，导致血中膏脂过多。

因病症延迟不愈，影响脏腑运行，或导致饮食精微不能变脂，人体之脂反化为膏，混入血中，或膏脂代谢失调等，从而引起血脂升高。

♥ 爱心小贴士

哪些人群需要进行血脂的检查？

常规健康体检是一般人群血脂异常检出的重要途径，因此具有高血脂特征患者应当及早就医确诊，以避免病情延误造成的意外发生。

建议20岁以上成年人至少每5年测量1次空腹血脂，检测内容包含：总胆固醇、低密度脂蛋白-胆固醇、甘油三酯和高密度脂蛋白-胆固醇。对于缺血性心血管病及其高危人群，则应当每3~6个月测定1次血脂。缺血性心血管病住院治疗患者，应在入院时或24小时内检测血脂，以便检查出血脂是否异常。但由于这种病变具有漫长性和隐蔽性的特点，早期患者几乎没有任何不良反应及不适感。当出现症状时，通常是心脑血管意外突发的明显症状，轻者留下后遗症，重者直接导致死亡。《中国成人血脂异常防治指南》指出，血脂检查的重点对象包括以下几类患者。

（1）已有冠心病、脑血管病或周围动脉粥样硬化者。

（2）有高血压病、糖尿病、吸烟、肥胖者。

（3）有冠心病或是动脉粥样硬化病家族史者，尤其是直系亲属中有早发冠心病或是其他动脉粥样硬化性者。

（4）有皮肤黄色瘤者。

（5）有家族性高血脂者。

建议40岁以上男性和绝经期后女性每年均应进行血脂检查。

第二节　什么是高脂血症

一、高脂血症的定义

高脂血症是由于机体脂肪代谢或运转异常，使血浆中一种或几种脂质高于正常的临床综合征。高脂血症可表现为高胆固醇血症、高甘油三酯血症，或两者兼有（混合型高脂血症）。脂质不溶或微溶于水，必须与蛋白质结合以脂蛋白形式存在，才能在血液循环中运转，因此高脂血症常为高脂蛋白血症的反映。人们逐渐认识到，血浆中高密度脂蛋白－胆固醇降低也是一种血脂代谢紊乱，因而将高脂血症称为血脂异常能更全面、准确地反映血脂代谢紊乱状态，不过人们习惯上仍称高脂血症。

目前认为，我国成年人血胆固醇水平的合适范围为< 5.20毫摩尔／升，5.23 ～ 5.69毫摩尔／升为边缘升高，> 5.72毫摩尔／升为升高。甘油三酯的合适范围为< 1.70毫摩尔／升，> 1.70毫摩尔／升为升高。高密度脂蛋白－胆固醇> 1.04毫摩尔／升为合适范围，< 0.91毫摩尔／升为减低。低密度脂蛋白－胆固醇的合适范围为< 3.12毫摩尔／升，3.15 ～ 3.61毫摩尔／升为边缘升高，> 3.64毫摩尔／升为升高。总胆固醇> 5.72毫摩尔／升为高胆固醇血症，甘油三酯> 1.70毫摩尔／升为高甘油三酯血症。

二、高脂血症的诊断

高脂血症就是指血液中脂类物质含量过高，即血清中胆固醇（TC）、甘油三酯、低密度脂蛋白（LDL）过高，高密度脂蛋白（HDL）过低的一种全身性代谢异常。因为血脂在血液中都是以与蛋白结合的形式存在，所以又有人将高脂血症称为高脂蛋白血症。

高脂血症通常是在测定患者血液中的胆固醇和甘油时被发现的。因此，单纯的高脂血症常常无明显的自觉症状和体征。若血脂增高时间较长，脂质在血管内皮沉积而引起动脉粥样硬化，可产生冠心病和周围血管病变等。一些继发性和家族性高脂血症患者可出现黄色瘤、角膜弓和脂血症眼底改变。

三、高脂血症的临床症状

◎ 黄色瘤

黄色瘤是一种异常的局限性皮肤隆起，其颜色可为黄色、橘黄色或棕红色，多呈结节、斑块或丘疹形状，质地一般柔软。其形成主要是由于真皮内集聚了吞噬脂质的巨噬细胞（泡沫细胞），又名黄色瘤细胞所致。根据黄色瘤的形态、发生部位，一般可分为下列六种。

（1）**肌腱黄色瘤** 一种特殊类型的结节状黄色瘤，发生在肌腱部位，常见于跟腱、手或足背伸侧肌腱、膝部股直肌和肩三角肌腱等处。为圆形或卵圆形质硬皮下结节，与其上皮肤粘连，边界清楚。这种黄色瘤常是家族性高胆固醇血症的较为特征性的表现。

（2）**掌皱纹黄色瘤** 一种发生在手掌部的线条状扁平黄色瘤，呈橘黄色轻度凸起，分布于手掌及手指间皱褶处。此种黄色瘤对诊断家族性异常 β - 脂蛋白血症有一定的价值。

（3）**结节性黄色瘤** 发展缓慢，好发于身体的伸侧，如肘、膝、指节伸处及髋、踝、臀等部位。为圆形状结节，其大小不一，边界清楚。早期质地较柔软，后期由于纤维化，质地变硬。此种黄色瘤主要见于家族性异常 β - 脂蛋白血症或家族性高胆固醇血症。

（4）**结节疹性黄色瘤** 好发于肘部两侧和臀部，皮损在短期内成批出现，呈结节状有融合趋势，疹状黄色瘤常包绕着结节状黄色瘤。瘤的皮肤呈橘黄色，常伴有炎性基底。这种黄色瘤主要见于家族性异常 β - 脂蛋白血症。

（5）**疹性黄色瘤** 表现为针头或火柴头大小丘疹，橘黄或棕黄色伴有炎性基底。有时口腔黏膜也可受累。主要见于高甘油三酯血症。

（6）扁平黄色瘤　见于睑周，又有睑黄色瘤之称，是较为常见的一种黄色瘤。表现为眼睑周围处发生橘黄色略高出皮面的扁平丘疹状或片状瘤，边界清楚，质地柔软。可波及面、颈、躯干和肢体，为扁平淡黄色或棕黄色丘疹，几毫米至数厘米大小，边界清楚，表面平滑。此种黄色瘤常见于各种高脂血症，但也可见于血脂正常者。

上述不同形态的黄色瘤可见于不同类型的高脂血症，而在同一类型的高脂血症者又可出现多种形态的黄色瘤。经有效地降脂治疗，多数黄色瘤可逐渐消退。

◎ 角膜弓

角膜弓又称老年环，若见于 40 岁以下者，则多伴有高脂血症，以家族性高胆固醇血症为多见，但特异性并不很强。

◎ 脂血症眼底改变

脂血症眼底改变主要是由于富含甘油三酯的大颗粒脂蛋白沉积在眼底小动脉上引起光散射所致，常常是严重的高甘油三酯血症并伴有乳糜微粒血症的特征表现。

♥ 爱心小贴士

高脂血症在不同发病时期都有哪些症状？

高脂血症的症状在不同发病时期，会有以下不同的表现。

（1）第一阶段　病情较轻患者在发病初期不容易出现高脂血症的症状。

（2）第二阶段　病情进一步加重时，大多数患者都会出现头晕、神疲乏力、失眠健忘、肢体麻木、胸闷、心悸等，以及体重超重与肥胖，有时还会与其他疾病的临床症状相混淆。不过，也有患者血脂高但无症状，常常是在体检化验血液时发现高脂血症。

（3）第三阶段　高脂血症较重时会出现头晕目眩、头痛、胸闷、气短、心慌、胸痛、乏力、口角歪斜、不能说话、肢体麻木等高脂血症的症状，最终会导致冠心病、脑卒中等严重疾病。如果血脂长期维持较高水平，脂质在血管内皮沉积所引起的动脉粥样硬化，会引起冠心病和周围动脉疾病等，表现为心绞痛、心肌梗死、脑卒中和间歇性跛行（肢体活动后疼痛）。

四、中医辨证高脂血症症状

按照中医辨证理论，高脂血症临床症状有以下几种类型。

◎ 脾虚湿盛型

形体肥胖，身困乏力，肢软无力，头昏、头重如裹，食欲缺乏，恶心，舌质淡，舌体胖大有齿痕，舌苔白腻，脉弦细，等等。

◎ 湿热内蕴型

面色无华，烦渴口干，口干不欲饮或饮下不适，脘腹痞满，腹大浮肿，身体沉重，便干或便溏有恶臭，舌红苔黄腻，脉濡数或滑数，等等。

◎ 肝火炽盛型

面红目赤，口苦心烦，胸胁胀痛，小便黄赤，大便干燥，舌红苔黄，脉弦数，等等。

◎ 阴虚阳亢型

头晕目眩，耳鸣，失眠多梦，肢体麻木，舌红苔黄，等等。

◎ 气血瘀滞型

胸闷憋气，胸痛处固定不移，两胁胀满不适，头晕头痛，心悸气短，舌质暗或紫暗有瘀点瘀斑，苔薄少，脉弦或涩，等等。

◎ 肝肾阴虚型

形体偏瘦，体倦乏力，腰酸腿软，头晕耳鸣，健忘心悸，遗精盗汗，目涩口干，或见咽喉干燥，五心烦热，舌质红少津，苔薄少，脉细数或沉细而数，等等。

五、高脂血症的分类

根据血清胆固醇和甘油三酯的检测结果，通常将高脂血症分为下列四种类型。

◎ 高胆固醇血症

血清总胆固醇（TC）含量升高，即 TC > 5.70 毫摩尔／升（220 毫克／分升）；甘油三酯（TG）含量正常，即 TG < 1.81 毫摩尔／升（160 毫克／分升）。

目前已知属于遗传因素引起血浆胆固醇水平升高的家族性血脂异常的有：家族性高胆固醇血症，家族性载脂蛋白 B100 缺陷症，多基因家族性高胆固醇血症，家族性混合型高脂血症，家族性异常 β - 脂蛋白血症及家族性脂蛋白（a）过多症。改善饮食结构，控制体重，增加体育锻炼是治疗高胆固醇血症最基本的措施。

◎ 高甘油三酯血症

血清甘油三酯（TG）含量升高，即 TG > 1.81 毫摩尔／升（160 毫克／分升）；总胆固醇（TC）含量正常，即 TC < 5.70 毫摩尔／升（220 毫克／分升）。

高甘油三酯血症大多是继发于其他疾病。如酒精过量、慢性糖尿病、肾炎、糖原贮积病和药物（如雌激素，口服避孕药，类维生素 A，噻嗪类，可的松）等。

而家族性高甘油三酯血症（FHTG）是一种常染色体显性遗传性疾

病。在一般人群中，估计该病的患病率为 1/400 ~ 1/300。血浆中甘油三酯水平通常为 3.4 ~ 9.0 毫摩尔／升（300 ~ 800 毫克／分升）。极低密度脂蛋白（VLDL）中的载脂蛋白含量正常，其中胆固醇与甘油三酯的比例低于 0.25。FHTG 患者的另一个特征是血浆低密度脂蛋白 - 胆固醇（LDL-C）和高密度脂蛋白 - 胆固醇（HDL-C）水平低于一般人群的平均值。

◎ **混合型高脂血症**

血清总胆固醇（TC）和甘油三酯（TG）含量均增高，即 TC > 5.70 毫摩尔／升（220 毫克／分升）、TG > 4.5 毫摩尔／升（160 毫克／分升）。

混合型高脂血症是动脉粥样硬化的主要发病因素。常因侵犯重要器官而引起严重后果，如冠心病、糖尿病、脑血管意外、顽固性高血压病及肾病综合征、胰腺炎、结石、脂肪肝等。动脉硬化的发生和发展，与血脂过高有着密切的关系。

◎ **低高密度脂蛋白血症**

血清高密度脂蛋白 - 胆固醇（HDL-C）含量降低，即 HDL-C < 0.91 毫摩尔／升（35 毫克／分升）。

流行病学研究显示，低水平的高密度脂蛋白（HDL）与冠心病（CAD）发病率的上升有关联，此病常由基因因素所致。此外，肥胖、吸烟、糖尿病、尿毒症和肾病综合征及一些药物（噻嗪利尿药，β - 受体阻滞剂，雄激素类固醇，大多数促孕药物如丙丁醇）等因素都会引起高密度脂蛋白水平的下降。

六、高脂血症的分型

1967 年，弗里德里希等人根据各种血浆脂蛋白升高的程度不同将高脂蛋白血症分为五型（Ⅰ、Ⅱ、Ⅲ、Ⅳ、Ⅴ型）。1970 年世界卫生组织（WHO）对这种高脂蛋白血症分型法进行了修改，将其中的Ⅱ型又分为两型，即Ⅱa型和Ⅱb型。这就是世界卫生组织提出的高脂血症分类标准。以下是各型高脂蛋白血症的临床表现及其诊断依据。

◎ Ⅰ型高脂蛋白血症

　　Ⅰ型，即高乳糜微粒血症。空腹时血清中存在乳糜微粒，其他脂蛋白基本正常，偶伴前 β - 脂蛋白含量轻度增高。

　　各种高脂蛋白血症中，Ⅰ型是极其罕见的。到目前为止，全世界发现这种病例尚不足 1000 例，且绝大部分属于遗传性，偶可继发于重度未能得到控制的糖尿病患者。本病主要是脂蛋白脂酶先天性缺陷，食物来源的甘油三酯不能充分水解，造成大量乳糜微粒堆积于血液之中。

　　这种病常发生在青少年时期，且多在 10 岁以内即被发现，其主要的临床表现是：在后背和臀部可见皮疹样的黄色瘤；肝脾肿大，其大小随甘油三酯含量高低而改变；反复腹痛，常伴急性胰腺炎发作；眼底检查可发现脂血症性视网膜。

◎ Ⅱ型高脂蛋白血症

　　Ⅱ型，即高 β - 脂蛋白血症。血清 β - 脂蛋白含量增高。其中又分为两类。Ⅱa 型仅见血清 β - 脂蛋白含量增高，而前 β - 脂蛋白含量正常；Ⅱb 型则伴有前 β - 脂蛋白含量增高。Ⅱ型高脂蛋白血症又称为家族性高胆固醇血症，在临床上比较多见，少数是由于家族性遗传所致，但更多的还是由于其他原因，包括饮食不当所引起。因此，相当多患者临床表现并不典型。

　　主要临床表现为：①黄色瘤：可发生于眼睑部，表现为眼周围的一种黄色斑，称为眼睑黄色瘤；也可发生于肌腱，例如在肘、足跟肌腱处呈丘状隆起，称为肌腱黄色瘤；此外，还可见皮下结节状黄色瘤，好发于皮肤易受压迫处，如膝、肘关节的伸侧和臂部，有时也见于手指和手掌的皱褶处。②早发动脉粥样硬化，60% 以上的病例在 40 岁以前即有心绞痛等动脉粥样硬化的表现。常于 40 岁以前，眼角膜上即可出现典型的老年环，形如鸽子的眼睛。

◎ Ⅲ型高脂蛋白血症

Ⅲ型高脂蛋白血症，即"阔β"带型高脂蛋白血症。血清中出现一种异常的脂蛋白，电泳时表现为"阔β"带。又称为家族性异常β-脂蛋白血症，比较少见。临床表现主要有：扁平状黄色瘤（为橙黄色的脂质沉着），常于30～40岁时出现，发生于手掌部；结节性疹状黄色瘤和肌腱黄色瘤；早发动脉粥样硬化和周围血管病变；常伴肥胖和血尿酸增高。

◎ Ⅳ型高脂蛋白血症

Ⅳ型高脂蛋白血症，即高前β-脂蛋白血症。主要是血清中前β-脂蛋白含量增高。此型临床上非常多见，常于20岁以后发病，可为家族性，但更多的还是由于后天因素所引起。典型家族性患者可有以下主要临床表现：肌腱黄色瘤、皮下结节状黄色瘤、皮疹状黄色瘤及眼睑黄斑瘤；视网膜脂血症；进展迅速的动脉粥样硬化，可伴胰腺炎、血尿酸增高和糖耐量异常；但非家族性者则临床表现并不典型。

◎ Ⅴ型高脂蛋白血症

Ⅴ型高脂蛋白血症，即高前β-脂蛋白血症和乳糜微粒血症。空腹时血清出现乳糜微粒，且前β-脂蛋白含量增高。本型是Ⅰ型和Ⅳ型的混合型，可同时兼有两型的特征，最常继发于急性代谢紊乱，如糖尿病酸中毒、胰腺炎和肾病综合征等，但也可由家族遗传。本病的临床表现变化多端、患者常于20岁以前发病，可见肝脾肿大、腹痛伴胰腺炎发作，饮食脂肪和糖类耐受不良，常具有异常糖耐量和高尿酸血症。

♥ 爱心小贴士

高血脂与高脂血是一回事吗？

在生活中或在一些报刊中，常出现"高脂血"和"高血脂"词，让人以为是两种病，其实这两者说的是同一种病，即指血脂质水平超出正常的一种病理状态，不是独立的疾病，是脂代谢异常引起的。

七、高脂血症的危害

　　高脂血症对身体的损害是一个缓慢的、逐渐加重的隐匿过程。高脂血症多无明显的症状，不做血脂化验很难被发现。高脂血症者如果同时有高血压病或吸烟，就会加速动脉粥样硬化的进程，导致血管狭窄和阻塞。此时患者可有头晕、胸闷，严重者则突然发生脑卒中、心肌梗死，甚至心脏性死亡。正因为高血脂是悄然无息地逐渐吞噬着生命，人们形象地把它称为"隐形杀手"。

　　（1）高脂过多沉积会堵塞血管，从而影响血液循环，导致血压升高，血液黏稠、血糖增高，高脂血症使动脉粥样硬化，心脑供氧不足，则会产生心肌梗死、脑梗死。

　　（2）轻度血脂异常身体可能没有什么不良感觉，一般高脂血症则会促使人产生头晕、嗜睡、乏力、心慌、气短、胸闷、指尖发麻等症状。

　　（3）当高脂血症累及心脏和血管时，就会出现心慌、气短、胸闷、心律失常，严重时可产生心肌梗死，诱发心血管疾病。当累及肝脏，使肝脏血液循环发生障碍时，则会出现腰酸、腹胀、食欲缺乏。当累及到肾脏，引起肾脏血液循环发生障碍时，则会产生腰酸腰痛，甚至血尿，发生下肢水肿。当累及皮肤，使其血液循环发生障碍时，就会出现皮肤干燥，产生皮肤斑疹、褐斑。如果累及肌肉，使其血液循环发生障碍时，就会产生四肢无力、全身酸痛等症状。

　　如果患有高脂血症，那么罹患动脉硬化、心绞痛、心肌梗死、脑卒中、胰腺炎的危险将增加。如果还患有高血压病、糖尿病等基础疾病，将加速动脉硬化的形成过程。

为了不影响检测效果，进行体脂肪率测定时，应避免哪些情况？

在进行体脂肪率测定时，应避免以下情况，以免影响检测效果。

（1）发热、透析、妊娠、月经前后、水肿等不宜进行测定。

（2）进餐、剧烈活动、洗澡、饮酒或大量饮水均会影响体脂肪率的测定值。

（3）体内安装起搏器或其他置入医学装置患者不要使用仪器检测。

运动区

运用区

<table>
<tr><td>第一节</td><td>三级预防</td></tr>
</table>

一、一级预防

高脂血症的一级预防，即病因预防，指在疾病还没有发生时，针对致病因素采取相对应的措施，以达到预防疾病、在萌芽状态消灭疾病的目的。

对高脂血症采取一级预防措施是针对没有高脂血症，但有极大可能患上高脂血症的人群而设定的，目的在于帮助高脂血症易患人群纠正错误的行为习惯，避免高脂血症的发生。

◎ 定期进行健康体检

高脂血症的高危人群必须定期进行健康检查，每 3 ~ 6 个月检测 1 次血脂。甘油三酯和胆固醇检测值超过正常值时要尽早治疗。

◎ 注意自我保健，改变不良生活习惯

高脂血症易患人群宜坚持三低饮食，即低油、低盐、低热量饮食，并且戒酒戒烟。生活要有规律，一日三餐定时定量，尽量减少不必要的应酬，不可暴饮暴食。要注意坚持锻炼身体，以散步、慢跑等有氧运动为主。尤其注意不能经常熬夜，劳逸结合才能预防血脂异常。避免精神紧张、情绪过激、胡思乱想等不良情绪刺激。

◎ 积极治疗可引起高脂血症的疾病

已经患有甲状腺功能减退症、肾病综合征、糖尿病、肝胆疾病的患者应积极治疗，并随时监测血脂。

二、二级预防

高脂血症的二级预防，被称为"三早"预防，即早发现、早诊断、早治疗，是对于已经发生的疾病，防止或减缓疾病继续发展而采取的措施。高脂血症的二级预防主要是针对轻、中度高脂血症患者设定的，目的在于采取及时有效的治疗措施，预防高脂血症并发症的发生。

由于慢性疾病的大多病因并不完全清楚，要想完全做到一级预防是不可能的，但是又因为高脂血症等慢性病的发生大都是致病因素长期作用的结果，因此是可以做到早发现、早诊断并及时给予治疗的。

◎ 饮食治疗

饮食要清淡，粗细搭配均衡；多食蔬菜、瓜果，少吃动物脂肪及含胆固醇的食物；晚餐不宜多食，尽量少吃甜食；常吃抑制血小板凝聚的食物，如黑木耳、三七等，防止血栓形成；多吃具有降血脂作用的食物，如洋葱、西芹、胡萝卜、苹果、猕猴桃、山楂、玉米等；多饮水，稀释血液。同时还应该戒烟戒酒。

◎ 药物治疗

目前调整血脂的药物很多，主要分为以下三类：他汀类、贝特类及天然物药类。他汀类以降低胆固醇为主，如辛伐他汀、普伐他汀等；贝特类以降低甘油三酯为主，如力平脂等；天然物药类，对降低胆固醇和甘油三酯均有效，且可以升高高密度脂蛋白，具有综合调节血脂的功效，副作用小。药物治疗必须在医生指导下进行，并定期复查肝功能和血脂。

对于各种疗法宜根据自身情况适当选择。当高脂血症患者的检测值略高于正常值时，主要是利用饮食调养和运动疗法来降低血脂。当患者的检测值高出正常值很多时，就必须及时添加口服降脂药物以降低血脂水平。

◎ 适当锻炼

高脂血症患者进行饮食治疗和药物治疗的同时，也需要坚持进行有规律的适当锻炼，做一些有氧运动，如慢跑、爬山、游泳等。

三、三级预防

高脂血症的三级预防，也被称为临床预防，是针对疾病已经发展至产生了并发症阶段患者，旨在防止伤残和促进功能恢复，提高生存质量，延长寿命，降低病死率，主要是对症治疗和康复治疗措施。

高脂血症的三级预防，主要是针对高脂血症患者中出现了冠心病、胰腺炎、脑血管病等并发症者设定的，旨在保证病情的稳定，降低病残率及病死率。三级预防应注重患者的心理变化，帮助其消除忧愁、害怕、担心等不良心理，同时要定期检查，积极配合治疗。

第二节　日常预防措施

一、选择健康的生活方式

高脂血症没有任何症状，常不被人们所重视，而它所带来的危害，如引发动脉粥样硬化、冠心病、心肌梗死、脑卒中等都时刻威胁着人们的健康，所以高脂血症又被称为"无声的杀手"。高脂血症自诊、自疗对疾病有相当重要的作用，发现高脂血症后，首先应进行饮食调整、改善生活方式及对其影响因素加以控制。在此基础上，再进行药物治疗。

◎ 限制高脂肪食品

严格选择胆固醇含量低的食品，如蔬菜、豆制品、瘦肉、海蜇等，尤其是多吃富含纤维素的蔬菜，可以减少肠内胆固醇的吸收。不过，不能片面强调限制高脂肪的摄入，因为一些必需脂肪酸的摄入对身体是有益的。适量地摄入含较多不饱和脂肪酸（控制饱和脂肪酸）的饮食是合理的。各种植物油类，如花生油、豆油、菜子油等均含有丰富的多不饱和脂肪酸，而动物油类，如猪油、羊油、牛油则主要含饱和脂肪酸。食物的胆固醇全部来自动物性油类食品，蛋黄、动物内脏、鱼子和脑等含胆固醇较高，应忌用或少用。

◎ 改变做菜方式

做菜少放油，尽量以蒸、煮、凉拌为主。少吃煎炸食品。

◎ 限制甜食

糖可在肝脏中转化为内源性甘油三酯，使血浆中甘油三酯的浓度增高，所以应限制甜食的摄入。

◎ 减轻体重

对体重超过正常标准的人，应在医生指导下逐步减轻体重，以每月减重 1 ~ 2 千克为宜。降体重时的饮食原则是低脂肪、低糖、足够的蛋白质。

◎ 加强体力活动和体育锻炼

体力活动不仅能增加热能的消耗，而且可以增强机体代谢，提高体内某些酶，尤其是脂蛋白脂酶的活性，有利于甘油三酯的运输和分解，从而降低血中的脂质。

◎ 戒烟，少饮酒

适量饮酒，可使血清中高密度脂蛋白明显增高，低密度脂蛋白水平降低。因此，适量饮酒可使冠心病的患病率下降。酗酒或长期饮酒，则可以刺激肝脏合成更多的内源性甘油三酯，使血液中低密度脂蛋白的浓度增高，从而引起高胆固醇血症。因此，还是以不饮酒为好。吸烟者冠心病的发病率和病死率是不吸烟者的 2 ~ 6 倍，且与每日吸烟支数呈正比。

◎ 避免过度紧张

情绪紧张、过度兴奋，可以引起血中胆固醇及甘油三酯含量增高。凡遇这种情况，可以应用小剂量的镇静剂（遵医嘱）。

◎ 药物治疗

通过上述方法仍不能控制的高脂血症患者应加用药物治疗。药物的选择请在咨询专业医生之后，由医生根据具体病因、病情做出选择。

♥ 爱心小贴士

降血脂为什么要从预防开始？

高脂血症是伴随着现代血脂检测技术的提高与医学理论的创新而被越来越多地发现和确诊的一种疾病，并且，有相当一部分患者是因其并发动脉粥样硬化、高血压病、冠心病、糖尿病、脂肪肝、肥胖症、胆囊炎等疾病，在就诊过程中经进一步检测而被发现和确诊的。高脂血症患者在早期几乎没有任何临床症状。但其对人体直接的危害是诱发动脉粥样硬化，而动脉粥样硬化又是引发脑卒中（偏瘫）、肾衰竭、高血压病、冠心病等心脑血管病的罪魁祸首。因此，高脂血症又被称为危害人类健康，影响人类寿命的"无声杀手"。所以，每一个关心自身健康的人，每一个欲求长寿和远离心脑血管疾病的人，都应该十分关心自己的血脂是否异常，应该高度重视和关注高脂血症的防与治。

高脂血症对人体健康的危害，真可谓"润物细无声"；也可谓"千里之堤，溃于蚁穴"。要贯彻"预防为主"的方针，使生命之树常青，快乐长寿百年，就必须使血脂保持在正常范围之内。

二、注意气候变化

人的血脂水平在不同季节里有着显著的变化。血清胆固醇水平以秋季最高，夏季最低，秋夏两季间差别非常显著；而血清甘油三酯水平春季最高，秋季最低，春秋两季间差别也非常显著。因此，高脂血症患者的生活起居安排必须考虑季节因素的影响。春季血清甘油三酯水平偏高，所以春季要减少动物性脂肪的摄入，同时要控制总的能量摄入。夏季可适当增加蛋黄和动物肉类食品，保证体内所需胆固醇的供应。秋季要减少蛋黄、动物内脏等高胆固醇食品的摄入，可适当增加动物和植物油的摄入，防止血浆胆固醇的增高和甘油三酯的减少。冬季则要保障热量供应。

三、日饮三杯水

科学的饮水方案，对防治高脂血症有明显的疗效。

◎ 清晨一杯水

对高脂血症患者来说，不仅可以及时地稀释黏稠的血液，促进血液通畅，降低血脂，还能减少脑血栓和心肌梗死的发病率。

◎ 睡前一杯水

养成睡前饮一杯水的好习惯，使夜间血液循环更顺畅。对于那些担心睡前饮水会引起夜尿频多的老年人来说，应纠正一下自己的观念。因为老年人膀胱萎缩，即使不喝水，也一样会出现夜尿多的现象。医学专家发现，脑梗死患者在天亮快起床前或刚刚起床后的时间容易发生意外。这类患者的发病原因多为血黏稠度太高，引起血栓，将血管堵塞。所以患有高脂血症的老年人，最好养成在睡前两小时饮一杯（250毫升）温开水的习惯。

此外，长时间沐浴容易造成体内水分的流失，所以老年高脂血症患者在沐浴前也要喝一杯水。

◎ 夜间一杯水

夜尿多的老年人，若睡前不喝水，夜里醒来或排尿后再不及时补充水分，是相当危险的。尿多，又不及时补水，血黏稠度增高，血液循环阻力变大，随时都有可能发生心肌供血不足、心绞痛、急性心肌梗死、缺血性中风等心脑血管疾病。因此，高脂血症老人最好在床头放一杯水，每日夜间饮用。

❤ 爱心小贴士

饮水有哪些误区？

（1）等到口渴才去喝水或一口气喝完水　其实，口渴表明人体水分已失去平衡，人体细胞脱水已到一定程度，喝水不要坐着，应站着喝，且要慢慢地喝，暴饮易带来消化系统疾病。

（2）水越纯越好　人体的体液是微碱性的，而纯净水是弱酸性，如果长期饮用，体内环境将遭到破坏，还会流失钙，对于老年人，特别是患有心血管病、糖尿病的老人，孕妇更不宜长期饮用纯净水。

（3）喝水仅为解渴　干净、安全、健康的水是最廉价最有效的保健品。水在体内能将蛋白质、脂肪、碳水化合物、矿物质、无机盐等营养物质稀释，这样才能便于人体吸收。由于一切细胞的新陈代谢都离不开水，只有让细胞喝足了水，才能促进新陈代谢，提高人体的抵抗力和免疫力。

（4）饮料等于饮用水　饮料中含有糖和蛋白质，又添加了不少香精和色素，长期饮用含咖啡因的碳酸饮料，会导致热量过剩，刺激血脂上升，增加心血管负担。咖啡因作为一种利尿剂过量饮用会导致排尿过多，出现人体脱水现象。

（5）把医疗用水当饮用水　目前市场上的"电解水""富氧水"等，严格地说，都属于医疗用水，不能作为正常人的饮用水。电解水是把水分解成阳离子和阴离子的水。阳离子水是医疗用水，必须在医生的指导下饮用；阴离子水则常被用于消毒等方面。富氧水是指在纯净水里人为地加入更多的氧气，这种水中的氧分子到了体内会破坏细胞的正常分裂作用，加速衰老。

四、养成良好的排便习惯

高脂血症患者大多有大便不畅或便秘问题，这在无形当中会加重血脂异常问题。这是因为人体在排便的过程中，不仅排除体内废物，还包括分解的脂肪。大便不畅或便秘容易延长多余脂肪在体内的停留时间，以致被身体吸收。除此以外，便秘还容易导致高脂血症患者在排便时发生心脑血管疾病意外。

防止便秘最好的方法就是养成每天排便的好习惯，可从以下几个方面采取措施。

（1）人的身体机制有记忆功能，一般只要每天保持固定的进食量，每天早晨起床或早餐后定时去排便，坚持几天后即可逐渐建立起排便反射的条件。待形成习惯后，就能按时排便。

（2）改变自己的不良习惯，如有排便感，就应立即去厕所。如果经常忽视便意，或因某种因素而强忍不去排便，会引起其他疾病。

（3）排便时不要读书看报，否则容易使排便的时间过长，引发痔疮。

（4）采取正确姿势。排便时最好采取坐位排便，以减少身体屈折度，这样做的好处是减轻心脏的负担，同时也能避免发生心血管意外的危险。

（5）做好清洁卫生。保持肛门清洁，每晚睡前最好用温水坐浴一次。睡眠时宜采取右侧卧位，促进局部血液循环。

（6）在排便时，中老年人或体质较弱者最好选用坐便器；排便时不能太用力，时间保持在 15 ～ 20 分钟。

（7）多做提肛运动。

除此之外，建议高脂血症患者多吃热量低、纤维素高的食物。饮食上以面食、粗粮为主，牛奶、蛋、鱼、豆制品和蔬菜为辅。如果便秘较严重时，可在医生指导下服用果导或大黄苏打片等缓泻药，促进排泄。

五、睡前"五禁忌"

◎ 一忌枕头过高

头部铺垫过高，颈部肌肉和韧带过度牵拉，会挤压颈部血管，阻断血流，造成脑供血不足，容易导致脑梗死。

◎ 二忌吃得过饱

饱餐后血液会向胃肠道集中，心脑的血流相对减少，易引起脑梗死、心绞痛、心肌梗死等疾病。

◎ 三忌睡前服用镇静和扩张血管药物

大剂量安眠药、作用较强的降压药或血管扩张药。这些药物会减缓血流，使血液黏稠度增高，大脑血液灌注障碍，易导致缺血性脑卒中。

◎ 四忌睡前酗酒

酗酒后，血浆及尿中儿茶酚胺含量迅速增加，因儿茶酚胺是升高血压的元凶，加之高脂血症患者易合并动脉粥样硬化和高血压病，容易导致脑卒中和猝死。

◎ 五忌睡前抽烟

烟草中的有害成分可使血管痉挛收缩、血压升高，还能使血小板聚集形成栓塞，从而导致冠心病、心绞痛甚至心肌梗死的发生。

六、适量饮用低度酒

国内外研究观察指出，适量饮酒对人体有益。少量持续饮酒，对脂质代谢状况有明显改善，自然促成血中高密度脂蛋白升高，降低血脂，切断动脉粥样硬化的管道，保护心血管系统，降低冠心病发病率。美国哈佛大学医学研究观察证明，日饮酒量小于 50 克，可以使血中低密度脂蛋白水平减少，使高密度脂蛋白增加，防止了脂肪沉积，从而使冠心病死亡率大大降低。最近，越来越多的研究指出，保护心脏的办法之一，是饮适量的果酒。特别是红葡萄酒，它可以减少冠心病的发生，也正因如此，美国心脏病协会推荐，即使是那些患有心肌梗死的冠心病患者，也可以适量饮低度酒，但日饮量小于50克为宜，禁饮烈性酒。哈尔滨医科大学心血管病研究所研究观察证明，适度饮酒对人体脂肪代谢有益，饮酒组高密度脂蛋白水平显著高于非饮酒组，并可使冠心病发病率明显降低。

少量、适量并且持续饮酒，可使高密度脂蛋白升高，低密度脂蛋白降低，对动脉粥样硬化和冠心病患者，都可以起到好的作用。所以，无论是否是高脂血症患者，都可以坚持适量饮用低度酒，每天以小于50克为宜，可起到防治高脂血症的作用。

❤ 爱心小贴士

高脂血症的易患人群有哪些？

在日常生活中，能够导致高脂血症产生的原因有很多，而一旦患上高脂血症，对身体的损害是隐匿性的、逐渐性的、进行性的和全身性的。因此，对于高脂血症易患人群来说，高脂血症的预防是很重要的。

以下人群最易患高脂血症。

（1）有不良的饮食习惯者　不按三餐进食，或一餐吃得很多，长期食用高脂肪或高热量食物，如动物内脏、蛋黄、奶油及肉类等，并且蔬果类食物摄取量少的人，其血液中的坏胆固醇（低密度脂蛋白-胆固醇）和甘油三酯的含量都会增高，同时好胆固醇（高密度脂蛋白-胆固醇）的含量会降低，从而诱发高脂血症。

（2）不爱运动者　长期不运动会导致身体的代谢循环出现问题，也容易发生高脂血症。

（3）精神压力大者　长期处于紧张的工作环境或者长期受不良情绪影响，都会使血液中的胆固醇增加，使血管收缩，血压上升。血管处于收缩痉挛的状态时，脂质就会在血管内壁沉积，从而诱发高脂血症及其他心脑血管疾病。

（4）长期大量饮酒、吸烟者　长期吸烟酗酒，香烟中的尼古丁和一氧化碳、酒中的酒精等有害物质会逐渐损伤血管的上皮细胞，使上皮细胞间隙增大。这样血脂就会在血管中蓄积，形成动脉粥样硬化，同时增高坏胆固醇的浓度，诱发高脂血症。吸烟会引起或加重血脂异常，其原因与嗜烟者血清中总胆固醇及甘油三酯水平升高、高密度脂蛋白-胆固醇水平降低有关。

（5）40岁以上的人　年龄超过40岁以后，人体血管上皮细胞的功能会逐渐衰退，血脂会逐渐增高，患心脑血管疾病的概率也随之而增高。特别是肥胖者尤为明显。因此，40岁以上的男性应作为血脂检查的重点对象，防患于未然，应避免高脂血症的发生。

（6）绝经后妇女　女性在绝经前患高脂血症和冠心病的概率要低于男性。但是绝经后，体内的坏胆固醇逐渐增多，好胆固醇逐渐减少，患者群会明显地超过男性。

（7）有家族遗传的人群　部分高脂血症具有家族聚集性，有明显的遗传倾向。另外，亲属中，尤其是直系亲属中有心脑血管疾病尤其是动脉粥样硬化、冠心病早发病或早病逝者，这样的人群患上高脂血症的概率也会明显增加。

（8）高血压病、冠心病等疾病患者　本身患有高血压病、冠心病、肥胖症、甲状腺机能减退症、糖尿病、肾病综合征、阻塞性黄疸、女性更年期综合征等疾病的人，如果没有很好地控制自己的病情，高脂血症很可能会伴随而生。

第三节　特殊人群的预防措施

一、儿童高脂血症的预防

在我国，随着物质生活水平的提高及生活方式的变化，儿童肥胖日益成为大家关注的问题。肥胖症是造成心血管疾病的危险因素，同时也是胆固醇升高和糖耐量损伤的重要原因。虽然家族性高胆固醇血症是儿童最为常见的脂蛋白代谢紊乱，但一般儿童逐渐普遍化的血脂异常也成为日益突出的问题。

许多实验、临床、病理学和临床流行病学资料均支持血浆胆固醇水平升高在成人冠心病发生、发展中所起到的重要作用，然而，此病虽然在中年以后才出现临床症状，但动脉粥样硬化的病理改变从儿童时期就已经开始，并且此过程与升高的血浆胆固醇水平有着相当密切的联系。

有一项研究发现，50%以上的10～14岁儿童的冠状动脉已出现特征性巨噬泡沫细胞和含脂质的平滑肌细胞，有8%的10～14岁儿童有更明显的细胞外脂质聚集性改变，并发现血浆低密度脂蛋白-胆固醇水平与冠状动脉脂肪条纹及纤维斑块的扩展具有明显的关系。

所以预防高血脂应当切实地"从娃娃抓起"。儿童高血脂防御的干预方法一般应当为非药物性的，改变儿童不良的生活方式是最基本，也是至关重要的措施，以下几点应当引起重视。

◎ 及早防御

尤其是家族中有原发性高脂血症患者的少年儿童及家族中有冠心病和脑卒中患者的少年儿童，家人应当引起高度重视，及早开始防御。

◎ 饮食营养

饮食搭配要合理。儿童时期的饮食结构调理要科学，饮食原则上既要营养丰富，又要脂肪含量合理，应当鼓励儿童多吃蔬菜、水果，常吃五谷杂粮。

◎ 控制饮食

对儿童的饮食量也应当控制在正常合理的范围内，不能纵容孩子贪吃的欲望，尤其是应当限制高能量的快餐食品。

◎ 控制体重

鼓励儿童多进行户外运动，增加活动量，尤其是已经开始发胖的儿童，应当通过增加运动量的方式科学地控制体重，将体重保持在正常的范围内。

二、中青年高脂血症的预防

近年来，心脑血管疾病的流行已明显呈现出年轻化趋势，心血管发病及死亡率增加最快的是中青年人群。研究发现，造成这一现象的原因，与这一人群胆固醇水平普遍升高、血脂异常有着密切关系。所以中青年人应当高度重视对高血脂的预防，这对于抑制我国冠心病的快速增长有非常重要的意义。

◎ 合理膳食

合理膳食是中青年人预防高血脂的基础，也是预防的重要措施；要控制每日饮食总量，日常进食以八成饱为宜；膳食要讲究科学搭配，在确保营养全面的基础上强调低脂饮食；限制食盐的摄入量，饮食以清淡为宜。

◎ 坚持锻炼

持之以恒的运动可有效改善血脂状况。研究发现，有效的锻炼可增加胆固醇分解及脂蛋白脂酶活性，升高高密度脂蛋白的水平。中青年人每周应当进行 3 ～ 5 次运动，每次 30 分钟。适宜的运动种类为散步、游泳等有氧运动。

◎ 戒烟限酒

吸烟可能影响体内血脂的代谢，使血清甘油三酯和胆固醇的水平升高，降低高密度脂蛋白的水平。同时，长期酗酒及饮酒过量，会对体内肝脏代谢产生一系列不良影响，进而会导致血脂水平异常。

◎ 药物治疗

如果改变生活方式后，仍无法有效地预防或达到治疗目标，应当在此基础上配合降脂药物治疗。

三、老年人高脂血症的预防

老年人作为心脑血管疾病的最终承受者，通常也是动脉粥样硬化性疾病的自然伴随者。血脂高是引起老年人患心脑血管疾病的重要危险因素，老年人血清胆固醇水平每升高 1%，患冠心病的危险性就会增加 2% ～ 3%。

从预防高血脂的角度而言，老年人无论是否患有心血管疾病，均要积极防治，尤其是那些已经患病的老年患者，更不能有半点马虎，防治工作必须步步到位。

老年人防治高血脂，要做好下述两个方面工作。

◎ 调整生活方式

老年人防治高血脂仍是最基本的措施，日常生活中需要强调科学膳食、戒烟限酒，养成良好的饮食习惯；坚持有氧运动，制订适合自己的运动标准及方案；保持积极乐观的心态，避免不良情绪的出现。

◎ 科学用药原则

由于老年人肝肾等组织器官生理功能的减退，往往合并多种疾病，服用多种药物，对药物的耐受力减弱。因此用药防治高血脂时，应当高度重视药物的相互作用，慎重或避免采用有相互作用的联合用药。

四、更年期女性高脂血症的预防

女性进入更年期之后，生殖腺体功能衰退，体内激素发生巨大变化，同时血脂水平和冠心病的发生也会受到影响。研究发现，成年女性血胆固醇含量在 40 岁以前低于男性，而绝经后，女性的胆固醇水平逐渐升高并超过男性，其他血脂成分如甘油三酯、低密度脂蛋白等的变化情况也基本相似，进而使患高血脂、冠心病等疾病的危险性大大增加。所以更年期女性应高度重视预防高血脂的发生。具体地讲，要采取下述预防措施。

◎ 科学膳食

膳食上应当控制高碳水化合物、高脂肪类食物的摄入量，多食豆类等富含优质蛋白质及各种维生素的食物。同时，还要多吃一些含铁、钙和纤维素多的食物，以弥补血流量，降低对胆固醇的吸收。

◎ 控制体重

进入更年期后的女性容易发胖，而肥胖症是诱发高血脂的危险因素。从预防高血脂的角度出发，绝经后的女性应当积极控制体重，在合理膳食的基础上进行适量的运动，防止超重和肥胖。

◎ 调节情绪

科学地认识和了解更年期，要从知识上、精神上、思想上有准备地去迎接这一自然的生理进程；积极投入到生活和工作当中去；良好的情绪有利于充分发挥身体的潜能，对提高抗病能力、促进健康、适应更年期的变化大有裨益。

五、孕妇高脂血症的预防

很多孕妇在做孕检的时候，往往会检出血脂偏高，其原因有三个。

（1）饮食过量，营养吸收过多，血脂也随之增高。

（2）运动量减少，造成脂肪堆积，血脂容易增高。

（3）遗传因素，本身有高血脂的家族史，再加上孕期饮食不当，血脂自然会升高了。

在这三种因素中，前两种因素所致的血脂异常是暂时的，在怀孕期间，只要注意营养均衡，适当运动，保持心情好，高血脂自然会远离你的。产后进行一段时间的调理，血脂异常也会有所改善。

◎ 饮食营养

饮食提倡清淡，但不宜长期吃素，以免营养摄入不均衡，反而引起内生性胆固醇的增高。多吃蔬菜和水果，例如芹菜、洋葱、丝瓜等及含糖量适中的水果；限制高脂肪、高胆固醇类饮食，例如动物脑髓、蛋黄、鸡肝、黄油、肥肉等，脂肪摄入量每天限制在 30 ~ 50 克。低糖、低盐饮食，食油宜用豆油、菜油、花生油、香油等。饥饱适度，每餐七八分饱，不宜节食，过度饥饿反而会加速体内脂肪分解，增加血中脂肪酸的含量。每日蛋白质的需要量应达到 90 ~ 100 克，过量摄入容易导致胆固醇升高，加重肾脏肾小球滤过功能的负担。适量饮茶，高血脂孕妇可适量喝些清淡的绿茶，可以预防血管硬化，促进血液循环，减轻疲劳和利尿。

◎ 适当运动

孕期不宜做剧烈的运动，但可以适当进行强度不大的运动，比如散步、瑜伽等。运动宜在饭后 1 小时左右进行，持续 20 ~ 30 分钟。但患有糖尿病急性并发症、先兆流产、习惯性流产及妊娠高血压病患者，应当以休息为主。

◎ 药物治疗

胆固醇及其生物合成途径中的其他产物是胎儿发育不可缺少的成分，例如类固醇和细胞膜的合成。而他汀类药物在降低胆固醇生物合成的同时，则会减少胆固醇合成途径的其他产物，孕妇服用后极易影响胎儿的生长发育。因此在这一时期内，孕妇应当根据医生指导，暂停服药，待哺乳期过后再考虑用药问题。

第四节　高脂血症并发症的防治

一、高脂血症并发高血压病

我国高血压病诊断标准：在未服用降压药物的情况下，舒张压≥ 90毫米汞柱或收缩压≥ 140毫米汞柱者可诊断为高血压病。诊断高血压病时，必须多次测量非同日的血压，至少有两次达到上述数值才能确诊。

高血压与脂代谢紊乱常合并存在，高血压病患者血清中总胆固醇和甘油三酯的含量明显高于血压正常的人，同时高密度脂蛋白－胆固醇的含量又比正常人低。高血压和高脂血症两者常合并存在，血胆固醇水平与血压成正比，血压较高的人，趋向有较高的血胆固醇水平。因此，伴有血脂代谢紊乱的高血压病患者选择降压药时，应充分考虑降压药对血脂的影响，尽可能选择能降脂的降压药。

◎ 饮食原则

（1）要清淡饮食，提倡以素食为主，多食用粗粮、杂粮、蔬菜、水果、豆制品等。

（2）减少脂肪及胆固醇的摄入量，少食动物肥肉、内脏、蛋黄、奶油、鱼子等，尤其应少食富含饱和脂肪酸的动物油和油炸食品，如牛油、羊油、猪油、油饼等。应适当摄入植物油，如豆油、花生油、香油、菜籽油等。

（3）控制盐的摄入量，不要食用过咸的食物，每日的摄盐量不得超过 5 克。

（4）适当补充维生素，可多食用新鲜水果、蔬菜，如冬瓜、苦瓜、黄瓜、南瓜等，以及豆类、真菌类食物等。

（5）适当补充蛋白质，不仅能预防冠心病，还能增强免疫力，如可以食用鱼、禽类、牛肉、脱脂牛奶等含脂肪量低的动物蛋白及豆制品。

（6）限制饮酒、戒烟。

（7）适当补充钙，要食用一些含钙量较高的食品，如大豆及豆制品，以及鱼、虾、蟹、木耳、紫菜等。

◎ 日常预防措施

（1）定期测量血压。高血压病患者应养成每天在家测量血压的习惯，并做好记录。有高血压病家族史患者要养成定期测血压的习惯，有助于及时发现病情。

（2）控制体重与减肥，保持标准体重。

（3）限制盐的摄入。北方人先降至 8 克 / 日，再降至 5 克 / 日（北方人口味偏重）；南方人控制在 5 克 / 日以下。

（4）限制酒、咖啡，戒烟。尽量不饮酒与咖啡，每日饮酒量应 ≤ 1 两白酒（酒精 30 克的量）；提倡不吸烟，已吸烟者劝戒烟。

（5）合理膳食。食物多样，以谷类为主，增加新鲜蔬菜和水果；每日所吃脂肪的热量 < 30% 总热量，饱和脂肪 < 10%。

（6）适量有氧运动。选择一种适合自己的有氧运动，如散步、慢跑、倒退走、骑车、游泳、太极拳、跳舞、跳绳、踢毽子等，并持之以恒。

（7）调理情志。进行气功、瑜伽、音乐、书法、绘画等活动，以降低交感神经系统活动性，避免紧张刺激。

二、高脂血症并发冠心病

冠心病是冠状动脉性心脏病的简称，是指因冠状动脉狭窄、供血不足而引起的心肌功能障碍和（或）器质性病变，故又称缺血性心脏病。根据世界卫生组织的分类，冠心病包括无症状性心肌缺血、心绞痛、心肌梗死、缺血性心肌病、猝死。

冠心病的病因至今尚未完全清楚，但认为高脂血症是诱因之一。医学认为，脂质代谢紊乱是冠心病最重要的预测因素，甘油三酯是冠心病的独立预测因子。其中，总胆固醇、低密度脂蛋白－胆固醇水平和冠心病事件的关系密切。低密度脂蛋白－胆固醇水平每升高1%，患冠心病的危险性增加2%～3%；高密度脂蛋白水平和糖耐量异常，也会诱发冠心病。

◎ 饮食原则

（1）控制脂肪和胆固醇的摄入量，高脂肪和高胆固醇饮食是造成高脂血症、冠心病的高危因素。少食用动物性脂肪，如牛油、羊油、猪油、奶油等。少食胆固醇含量高的食物，特别是蛋黄、动物内脏（肾脏、肝脏等）、鱼子等。

（2）增加不饱和脂肪酸的摄入量，不饱和脂肪酸能降低血清胆固醇，预防高脂血症、冠心病。海鱼里含大量高级不饱和脂肪酸，所以冠心病患者可以适当食用海鱼产品。另外，植物油也包含比较多的人体必需的不饱和脂肪酸，如香油、玉米油、花生油等。

（3）要控制碳水化合物的摄入量，碳水化合物主要为人体提供能量，也是心脏和大脑活动的主要能量来源。因为碳水化合物主要为糖类化合物，而糖又可转变为甘油三酯，所以要减少碳水化合物的摄入量，同时也不要过多食用糖和甜食。

（4）经常食用杂粮和豆制品，如小米、燕麦、豆类等粗粮，长期合理食用能降血脂。

（5）适当增加膳食纤维的摄入量，如新鲜蔬菜、粗粮、谷类等。

（6）保证必需的无机盐及微量元素的供给，可以适当地食用含碘丰富的食物，如海带、紫菜等。

（7）清淡饮食，少食用油煎、油炸类食物。

◎ 坚持体育锻炼

适当运动不仅让生活充满活力，而且可以减轻体重，改善心功能。

（1）患者闲时可多走动，但运动量一定要适中，过量运动反而会增加心脏负荷。对此，患者应先做症状限制性运动试验，确定最高安全心率（PHR）和心脏功能容量（METS），结合临床制订运动方式、方法、强度、时间等。心脏功能容量在 6 ～ 7METS，有心功能障碍者，应在康复医疗机构进行医学监护下的康复运动；心脏功能容量＞7METS者，心绞痛、心电图不正常及冠状动脉搭桥术后患者多数应在康复中心进行运动；其他患者可在健身房或家中进行运动。

（2）适合冠心病患者的运动有步行和慢跑，一般慢步为 1 ～ 2 千米 / 小时，散步为 3 千米 / 小时，疾步为 6 千米 / 小时，慢跑为 8 千米 / 小时。其中老年人、心功能有明显损害、体质较差者应慎重。

◎ 日常预防措施

（1）保暖防寒。根据气温变化，随时调整着装保暖御寒，服装应遵循轻便的原则。

（2）增强御寒能力的锻炼。如用冷水洗脸、温水擦澡，以提高皮肤的抗寒能力，还要积极防治感冒、上呼吸道感染、支气管炎等。

（3）减少室内外温差。不要骤然离开温暖的房间，进入寒冷的露天空间。如要离开最好先在楼门内、楼梯口或门厅等处停留片刻。

（4）生活要有规律。避免过度紧张；保持充足的睡眠，培养多种情趣；保持情绪稳定，切忌急躁、激动或闷闷不乐。

三、高脂血症并发动脉粥样硬化

动脉粥样硬化是指早期动脉内膜有局限的损伤后，血液中的脂质沉积于内膜之上，进而内膜纤维结缔组织增生，引起内膜局部增厚或隆起，形成斑块。斑块下出现坏死、崩溃、软化，使动脉内膜表面如同泼上一层米粥的样子，故称为粥样硬化。其诱发因素有多种，其中高脂血症或脂蛋白血症的过氧化作用与动脉粥样硬化的成因密切相关。

动脉粥样硬化的危害很大，如硬化的斑块形成局限性的狭窄，影响血流通畅，导致机体相应器官缺血，发生功能障碍。最容易产生高脂血症动脉粥样硬化的部位是冠状动脉、脑动脉，其次是肾动脉、腹主动脉和下肢动脉。

如果动脉已经形成粥样硬化，需要及早采取相关措施，以延缓其硬化速度，并改善动脉病变。

在动脉粥样硬化患者的检测中发现，其血清胆固醇和甘油三酯水平升高，高密度脂蛋白－胆固醇值降低。在动脉粥样硬化的初期，首先是内皮细胞受到损害，血脂升高，导致其沉积于动脉壁内皮下。其中有一部分脂质可能参加过氧化，并参与损害内皮细胞，这种脂蛋白过氧化作用与动脉粥样硬化的发生和发展密切相关。由此可见，高脂血症在动脉粥样硬化的发生和发展中起到了非常重要的推动作用。

◎ **饮食原则**

（1）饮食有节。每餐宜食七八成饱，忌暴饮暴食，尤其是 60 岁以上的老年人，要在保持一定营养水平的条件下，控制食量，以免因摄入过多而导致肥胖，诱发动脉硬化。

（2）合理配餐。根据个人病情，有针对性地进餐，如单纯血浆胆固醇过高者，可坚持食用低胆固醇、低动物脂肪的食物；单纯血浆甘油三酯过高者，除限制动物性脂肪食物外，还必须控制高糖类食物。

（3）补充维生素和微量元素。维生素 C 可减少胆固醇在血液及组织中的蓄积。维生素 P 可保持血管的柔韧性和弹性。另外，微量元素锰和铬，也能预防动脉粥样硬化的形成。

（4）以低脂肪、低热量为主。每日摄入热量 1200 ～ 1500 千卡，多吃富含维生素和膳食纤维的食物，可促进脂肪代谢，抑制胆固醇的形成。

◎ **坚持体育锻炼**

动脉粥样硬化患者应坚持适量的体育活动，活动量应循序渐进，不宜做剧烈运动，提倡散步、游泳、骑自行车、做保健操和打太极拳等锻炼方式，舒缓的运动对老年患者尤其有益。

（1）合理饮食，饮食总热量不宜过高。

（2）坚持适量的体力活动，合理安排工作及生活。

（3）提倡戒烟，可饮少量酒。

（4）控制易患因素，如患有糖尿病、高血压病患者，应及时治疗。

四、高脂血症并发脂肪肝

脂肪肝是指由于各种原因引起的肝细胞内脂肪堆积过多的病变。据统计，在形成脂肪肝的因素中，高脂血症首当其冲。因为高脂血症是全身性脂质代谢紊乱，容易影响到肝脏，使肝脏堆积过多脂肪，形成脂肪肝。而肝脏是脂质代谢的主要部位，也会影响全身的脂质代谢，从而引起血脂异常。

高脂血症合并脂肪肝的患者肝损害的发生率要显著高于无脂肪肝患者。一般而言，脂肪肝属可逆性疾病，早期诊断并及时治疗常可恢复正常。

脂肪肝患者中可见各种类型的高脂血症，最常见的是高甘油三酯血症，患者同时还伴有肥胖和糖尿病。一般来说，不伴有肥胖和糖尿病的高胆固醇血症对脂肪肝的影响远远低于高甘油三酯血症。当肥胖、糖尿病和高脂血症等因素并存时，极易诱发脂肪性肝炎、肝硬化。

◎ 饮食原则

（1）控制淀粉、脂肪的摄入。从事轻度活动患者，每日每千克体重可供给 30 ~ 35 千卡热量。肥胖或超重者，每千克体重可供给 20 ~ 25 千卡热量。

（2）减少糖和甜食的摄入。以植物性脂肪为主。尽可能多吃一些含不饱和脂肪酸的植物油。尽量少吃一些饱和脂肪酸（如猪油、黄油、奶油等）。少食或不食动物内脏、蛋黄等高胆固醇食物。远离高糖糕点、冰淇淋、糖果等。

（3）适当提高蛋白质的摄取。高蛋白膳食（1.5 ~ 1.8 克 / 千克体重）可避免体内蛋白质的耗损，有利于脂蛋白合成，清除肝内积存的脂肪，促进肝细胞的修复与再生。

（4）及时补充维生素、矿物质、食物纤维。补充富含维生素 C、维生素 B_6、维生素 B_{12}、维生素 E、叶酸、肌醇、钾、锌、镁等物质的食物，以维持正常代谢，保护肝脏，纠正和防止缺乏营养。

◎ 定期体检

多了解脂肪肝的预防知识、增强保健意识，通过定期体检等行为干预，可预防或减少发病率。应注意的是，由于饮食中的脂肪以甘油三酯形式存在，被机体吸收后呈乳糜微粒循环于血液中，餐后 12 小时左右才能从血液中清除掉，使血中甘油三酯恢复至原有水平。在脂肪肝的相关体检中，需要检查血脂，抽血前一定要禁食 12 ~ 14 小时，在此期间可少量饮水。

◎ 日常预防措施

（1）控制饮食。做到三餐有规律，不吃零食，睡前不加餐。另外，还要常食燕麦、玉米、海带、大蒜等降脂食物，少吃甚至不吃肥肉、奶油、动物内脏、蛋黄、鱼卵、高糖糕点等。

（2）多运动。根据自身的体质选择适宜的运动项目和运动量，如慢跑、散步、打乒乓球、游泳、跳绳等都是不错的有氧运动项目。运动量要从小到大，循序渐进，逐步达到适当的运动量，以加强体内脂肪的消耗。

（3）去除病因。长期大量饮酒者应戒酒。营养过剩、肥胖者应严格控制饮食，使体重恢复正常。脂肪肝合并糖尿病患者应积极有效地控制血糖。另外，营养不良性脂肪肝患者应增加营养，尤其需要补充的是蛋白质和维生素。

（4）药物辅助。高脂血症合并脂肪肝患者，应采取控制饮食量，配合中药进行治疗的方法。最好不要服用降脂药物，因为降脂药会直接损害肝脏，加剧肝细胞内脂肪的积聚，致肝脏肿大，部分患者还可能出现黄疸。

（5）坚持体育锻炼。高脂血症引起的脂肪肝患者，应坚持适宜的体育锻炼，可结合自身实际情况，采取慢跑、做广播体操、游泳、骑自行车等运动。在遵循"有氧运动至少持续 30 分钟"的基础上，根据不同运动种类调节运动时间和运动强度，一般来说，运动强度以运动后疲劳感在 20 分钟后消失为宜。

五、高脂血症并发糖尿病

糖尿病是一组以高血糖为特征的代谢性疾病，主要诱因是体内胰岛素分泌绝对或相对不足所致。而导致胰岛素分泌异常的一个原因就是内脏脂肪过多，而脂肪的代谢需要消耗大量胰岛素，久而久之易加重胰岛细胞负担，诱发或加重糖尿病症状。

高脂血症合并糖尿病的危害较大，如高血糖加高脂血症可明显增加大、中动脉血管粥样硬化的进展，使患者伴有心、脑、肾等重要器官的组织改变。其冠心病发病率比其他群体高 3 倍。所以，高脂血症伴发糖尿病的防治特别重要。

糖尿病患者常伴有脂代谢紊乱，其中甘油三酯的增高最明显，但胆固醇只是轻微增高。血脂异常会加重糖尿病的症状，所以糖尿病患者治疗的关键是调整血糖，并配合调节血脂。尤其是非胰岛素依赖型的糖尿病患者，其血清中"好胆固醇"水平明显降低，可能会减弱"好胆固醇"从周围组织吸取多余胆固醇的能力，从而造成人体组织中胆固醇的大量聚积，最后导致糖尿病患者发生动脉粥样硬化。

◎ 饮食原则

（1）主食、副食搭配。糖尿病患者在饮食方面要注意主食以粗粮为主，细粮为辅；副食以蔬菜为主，瘦肉、蛋类为辅。

（2）适当补充碳水化合物、蛋白质、膳食纤维、铬、锌、铜、硒、钙、B 族维生素、维生素 C、维生素 E 等。

（3）食物吃全，搭配合理。最好保证每天吃以下四大类食物：谷类与薯类、蔬菜与水果类、猪禽鱼肉类与蛋豆乳类、油脂类。

（4）最好不要"吃软怕硬"。要"吃硬不吃软"，口感较硬的食物消化得比较慢，不会轻易使血糖快速上升。

（5）限定热量，一日三餐安排好。全日主食量至少分3次进餐，按1/5、2/5、2/5或1/3、1/3、1/3分配。举例来说，如全日进食粮食250克(半斤)，则早餐可进50克(1两)，午餐和晚餐各进100克(2两)，也可平均分配。

使用胰岛素或口服某些降糖药患者，在药物作用最强的时候应安排加餐。全日主食量分为4～6餐，加餐时间安排在两顿饭间，如9:50、15:00及21:00。从正餐中匀出25～50克（0.5～1两）主食作为加餐，也可用碳水化合物相等的水果或饼干等变换。睡前加餐除主食外，还可选用富含蛋白质的食物如牛奶、鸡蛋、豆腐干等，蛋白质转变为葡萄糖的速度较慢，对防治夜间低血糖有利。

还要懂得如何增加或减少饮食量及适时加餐。如尿糖多时，可以少吃一些；体力劳动较多时，应多进25～50克（0.5～1两）主食。

（6）餐餐吃饱。不论每日三餐，还是多餐，均要吃饱，避免或减少饭前心慌、手抖、出汗等现象。

◎ 坚持体育锻炼

（1）1型糖尿病（胰岛素依赖型糖尿病）患者可采取散步、做操等轻度的锻炼方式，但是，运动量不宜过大，以免发生低血糖。

（2）2型糖尿病（非胰岛素依赖型糖尿病）患者运动量可稍大些，如快走、慢跑、骑车、打太极拳等。一般运动时间选在餐后半小时至1小时为宜。

◎ 日常预防措施

（1）定期检查。为了避免引发心肌梗死，老年糖尿病患者应定期检查心血管病变情况，特别是感觉明显乏力、胸痛、心慌、气短及心律失常、血压降低等异常症状时，须及早去医院做一下心电图检查。

（2）坚持浴足。对于糖尿病患者来说，由于周围神经病变，足部感觉迟缓，很容易受伤。所以，糖尿病患者应每天坚持用温水清洗双足，使足部保持清洁，但是，切忌自己处理鸡眼或厚硬皮肤，尽量避免光脚或穿凉鞋行走，以免受伤。另外，糖尿病患者应避免穿紧袜子和硬底鞋，以免发生足部溃疡进而发展成坏疽。

（3）及时处理皮肤破损。破损的皮肤要及时清创，消炎包扎，用一些有消炎作用的药粉，可以防止伤口感染。有手足癣的糖尿病患者，平时要做好防治，使用一些抗真菌的药物要足量、足疗程，一般治好了之后再继续用1周的药，这样真菌才有可能真正被消灭，如果有瘙痒，尽量不要去抓，防止抓破皮肤引起感染。

（4）注意生活节奏。人体各组织器官活动都有生理规律性，如果不按时作息，工作强度和时间安排不顺应人体的生物钟，容易使器官功能紊乱。

（5）监测血糖达标。糖尿病患者的治疗方案非常重要，如果治疗方案不当，就会引发心脑血管疾病、肾病、眼病、骨关节病、神经系统病变等，因此，要按照医生的建议坚持用药，保证治疗后血糖达到理想范围。此外，糖尿病患者要定时检查血糖，每年复查重要器官功能和影像变化（如眼底），做到合理调药，对胰岛素分泌低者及时应用胰岛素，有助于保护心、脑、肾等器官。

（6）感冒护理。糖尿病患者以中老年人为主，本身这个年龄的人抵抗力就低，如果血糖再控制不好，就容易在流感季节受到病毒的感染。一般来说，平时血糖控制好的糖尿病患者患了感冒，病情一般不会加重；如果平时糖尿病治疗不规范，血糖波动很大，再感冒就等于雪上加霜。所以，糖尿病患者感冒了要好好护理。

（7）注意私处清洁。特别是女性患者，要做到每天清洗私处，如果没有条件，至少做到隔天清洁1次，尤其是糖尿病症状较重患者，当私处有炎症或感染时，需用妇科洗液清洗，以免病情加重。

六、高脂血症并发肾病

肾病是指肾脏的各种病证，导致肾脏疾病的病因多种多样，其中高脂血症与肾脏的关系非常密切。临床观察，高脂血症几乎存在于所有类型的慢性肾脏疾病中，同时又加速肾脏病变的进程，对肾脏的危害极大。当体内的胆固醇、甘油三酯增多，在肾脏中沉积下来，加重肾脏的损伤，导致功能衰竭；胆固醇、甘油三酯也会沉积于全身血管，形成动脉粥样硬化，如果发生在肾动脉，就会影响肾脏的血液供应。此外，高脂血症还容易形成血栓，引起血栓栓塞性疾病，比如肾动脉栓塞、狭窄等。

值得注意的是，慢性肾病与心脑血管疾病的关系非常密切，这就赋予了预防和治疗肾病更重要的意义。

◎ 饮食原则

（1）每餐不宜过饱，以八分饱为宜。

（2）控制总热量的摄入，每天热量控制在 1200 ～ 1600 千卡，保证每天摄入的总热量低于消耗量。

（3）限制脂肪、糖类的摄入，尤其要控制饱和脂肪酸、单糖和双糖的摄入量，忌食或控制食用各种糖果、甜饮料、糕点、炸薯条、油条等食品及花生、核桃、松子、芝麻、腰果等坚果。

（4）多吃蔬菜和水果，保证维生素、矿物质和膳食纤维的摄入量，如萝卜、豆芽、竹笋、冬瓜、黄瓜、西红柿、白菜、包菜、胡萝卜、芹菜、苹果、梨、葡萄等。

（5）少吃零食，不吃夜宵，大米、馒头、面包、面条等米面类主食应控制食用量，多吃糙米、薏苡仁等粗粮。

（6）适当摄入含优质蛋白质的食物，如鱼类、瘦肉、豆类等。

（7）减少动物脂肪的摄入量，增加植物脂肪的摄取，日常饮食多用植物油，最好选用中链脂肪酸含量高的油。

◎ 坚持体育锻炼

有氧运动有助于排除体内多余的酸性物质，减轻肾脏负担。一般而言，运动种类以简单易行为好，如走路、做体操、打太极拳、练气功等。运动初期或体质较差者，可以先慢走，待体质增强后可快走，然后再过渡到慢跑等。每次运动时间在半小时至 1 小时，强度以全身发热，微微出汗，但不觉心慌和疲劳为度。

◎ 日常预防措施

（1）生活要规律，避免彻夜唱卡拉 OK、打麻将、夜不归宿等无规律生活习惯。

（2）应禁房事，即使治愈后仍禁半年至 1 年。

（3）预防感冒，劳逸结合，避免过劳。

（4）适量喝水，不憋尿。

（5）常做肾功能检查，每半年做 1 次尿液筛检、血压检测。

第三章

高脂血症的
饮食调养

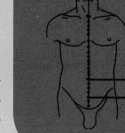

神阙

关元

第一节　饮食原则

一、高脂血症患者的饮食原则

（1）减少脂肪的摄入量是控制热量的首要途径。减少动物性脂肪如猪油、黄油、肥猪肉、肥羊、肥牛、肥鸭、肥鹅等的摄入量，由于这类食物饱和脂肪酸含量过高，容易造成脂肪沉积在血管壁上，从而导致血液的黏稠度大大增加。饱和脂肪酸能够促进胆固醇吸收和肝脏胆固醇的合成，使血清胆固醇水平显著升高。如果饱和脂肪酸长期摄入过多，会造成甘油三酯升高，并对血液凝固起到加速作用，促进血栓形成。

（2）大豆中，豆固醇有明显降血脂的作用。为健康着想，我们应该提倡多吃豆制品。

（3）蛋白质的来源更为重要。它主要来自于牛奶、鸡蛋、瘦肉类、禽类（应去皮）、虾、鱼类及大豆、豆制品等食品。值得注意的是植物蛋白质的摄入量要在50%以上。应适当减少碳水化合物的摄入量，所以应该控制过多吃糖和甜食，因为糖可转变为甘油三酯。每餐应控制在七八分饱。应多吃粗粮，如小麦、燕麦、谷类、豆类等食品，这些食品中纤维素含量相当高，具有不错的降血脂作用。

（4）因长期饥饿会导致血清甘油三酯增高，有的高脂血症患者采用饥饿疗法反而使体内脂肪加速分解，血中游离脂肪酸增加，进而增加了甘油三酯的含量。国内曾有人对患有高脂血症患者进行调查，发现长期素食者的血清甘油三酯反而比那些普通饮食者还要高，因此绝对素食也不适宜。此外，高脂血症患者应当忌烟、忌酒，因为烟酒长期作用于人体，对高脂血症患者的康复极为不利。应多吃鲜果和蔬菜，它们含有丰富的维生素C、无机盐，纤维素也较多，维生素C能降低β-脂蛋白，增加脂蛋白酶的活性，从而使甘油三酯降低。新鲜蔬菜和水果含纤维素较多，可促进胆固醇的排出。而无机盐对血管有很好的保护作用。酸牛奶、绿茶、蒜、洋葱、山楂、绿豆、香菇、平菇、金针菇、木耳、银耳、猴头菇等降脂食物可以选用。近年发现菇类中含有丰富的降胆固醇物质。学者们做过实验，当人们吃进动物性脂肪时，血液中的胆固醇都有暂时升高的现象。假使同时吃些香菇，发现血液中胆固醇不但没有升高，反而略有下降，并且绝对不影响对脂肪的消化。国外学者也认为，中国菜肴中常有木耳、香菇等配料，称得上是一种科学的配菜方法。每3～4朵香菇中就含有香菇素100毫克，无论是降脂还是保健都具有很好的作用。

二、高胆固醇血症患者的饮食原则

（1）限制膳食胆固醇的摄入。忌食胆固醇含量高的食物，如动物脑、肝、肾、蟹黄、鱼子、蛋黄、松花蛋等。胆固醇摄入量每日应控制在300毫克以下，血胆固醇中度以上升高者每日膳食胆固醇应控制在200毫克以下。

（2）限制动物性脂肪摄入，适当增加植物油摄入。

（3）膳食纤维可促进胆固醇排泄，减少胆固醇合成，能降低血胆固醇。所以食物应勿过细过精，每日膳食不能缺少蔬菜、水果、粗粮等含纤维高的食物。

（4）适当增加一些具有降血脂、降胆固醇作用的食物，如豆类食品、大蒜、洋葱、山楂、灵芝等。

（5）饮食宜清淡。各种动物性食品中蛋白质量多而质优，但有些动物性食品胆固醇及脂肪含量也高，故应适当加以控制。特别是老年人，体内调节能力逐渐减弱，饮食清淡比肥腻更有利于控制血胆固醇升高。

三、高甘油三酯血症患者的饮食原则

（1）保持理想体重，限制总热能摄入。体重超重或肥胖者，应通过限制主食摄入的办法来达到减肥的目的，一般应吃八分饱。减肥时应遵循循序渐进的原则，逐渐减重，切不可操之过急。

（2）碳水化合物在总热量中以占 45% ~ 60% 为宜，尽量避免食用白糖、水果糖和含糖较多的糕点及罐头等食品。

（3）胆固醇每日摄入量应控制在 300 毫克以下。食物选择控制上可比高胆固醇血症患者略为放松。

（4）在控制总热量摄入量的前提下，脂肪可占总热量的 25% ~ 30%，但应注意勿过多摄入动物性脂肪。每天油脂用量大约 50 克，植物油应占食用油的大部分。

（5）多吃蔬菜、水果、粗粮等含纤维较多的食物，有利于降血脂和增加饱腹感。

四、老年高脂血症患者的饮食原则

老年人得了高脂血症，除了采取积极的药物治疗之外，保持合理的饮食也是促进和维持脂质代谢平衡的重要措施。现总结如下。

（1）保持良好的心态。高脂血症患者注意生活方式要有规律性，适当参加体育活动和文娱活动，保持良好心态，尽量避免精神紧张、情绪过分激动、经常熬夜、过度劳累、焦虑或抑郁等不良心理和精神因素，以免对脂质代谢产生不良影响。

（2）限制热量的摄入。老年人的基础代谢率降低，热量的需要量比成年人要低，热量摄入量控制在 2 千卡 ／（千克·天），折算的主食每天不要超过 300 克（6 两）。营养学家给老年人推荐的食品有：馒头、米饭、面包、豆腐、豆浆、牛奶、瘦肉、蛋类及各种蔬菜、水果。

（3）低脂低胆固醇饮食。高脂血症的老年人要严格控制动物脂肪和胆固醇的摄入，食用油应以含不饱和脂肪的植物油为主，如豆油、花生油，豆制品含有丰富的植物蛋白，还含有较大比例的亚油酸，且不含胆固醇，经常食用对健康很有帮助。

（4）高纤维饮食。饮食中的食物纤维可与胆汁相结合，增加胆盐在粪便中的排泄，降低血清胆固醇的浓度。富含纤维的农作物主要有粗粮、杂粮和新鲜的蔬菜、水果，每人每天摄入量以 35 ～ 45 克为宜。同时，新鲜的蔬菜和水果中富含叶绿素和维生素，有助于健康。

（5）饮茶。茶叶中含有 500 多种化学成分，其中具有营养作用的有蛋白质、氨基酸、多糖、维生素和无机盐，此外，还含有丰富的生物活性物质——茶多酚。实验研究证明，各种茶叶均具有降低血脂、促进脂肪代谢的作用，其中以绿茶降血脂作用最好。因此，高脂血症的老年人不妨多饮茶。

五、高脂血症患者的饮食禁忌

如果患了高脂血症，一定要从饮食方面着手调理，可以说控制饮食是防治高血脂的关键。通过控制高血脂，进而预防高血压病及其他心血管疾病。高脂血症患者要控制总热量，均衡营养，多吃蔬菜、水果，控制肉食量。

◎ 禁忌能量摄入过剩

在日常饮食中，必须注意控制进食量，具体可以从下述三个方面着手。

（1）坚定信心，相信自己能战胜疾病。高脂血症患者一般比较心急，想要一蹴而就治好疾病，而采用食疗时间比较漫长，但这是治疗疾病的极佳方式。因此通过饮食调理疾病必须要增强信心，自觉控制饮食，直到康复。

（2）一日三餐要细嚼慢咽。在吃饭时要专心致志，细嚼慢咽，慢慢品味美食，关键是能够有效控制进食量，同时还有助于减轻胃肠的负担。

（3）善于拒绝别人的盛情。在食疗期间可能会出席某些活动或是宴会，肯定会有丰盛的饭菜，有时候自己不想吃，但是朋友相劝而自己碍于面子，只得跟着大吃大喝，完全没有禁忌，这样无助于疾病的治疗。因此要学会婉拒他人，坚持自己的食疗计划。

◎ 禁忌进食过咸的食物

大家都知道，咸味是制作美味佳肴的基础，如果没有足够的咸味，很多食物都难以烹调出美味来，所以说咸味是"百味之王"。盐还能够开胃消食，并且具有杀菌消毒的作用，对人体健康的积极作用不可小视。不过，食盐过量会导致体重增加，引起肥胖症。高脂血症患者要低盐饮食。

医学研究显示，每人每日食盐量以 6 克为宜。因此必须改掉"重口味"的饮食习惯，远离熏烤、腌制、油腻食物，这样才有助于疾病的康复。

◎ 禁忌进食过辣的食物

辣椒是开胃消食的佳品，是烹饪食物的理想调味品。辣椒含有辣椒素，能够增强食欲，所以被广泛应用在多种食物的烹饪中。辣椒含有较多的抗氧化物质，能够有效预防癌症及某些慢性疾病，且能增强抗病能力。但食用过多辣味食物会影响健康，高脂血症患者就更不用说了，所以，高脂血症患者最好避免过辣的食物。

♥ 爱心小贴士

高脂血症患者为什么要进行饮食调养？

高脂血症是由于脂肪代谢或运转异常使血浆中一种或几种脂质高于正常，它是脂蛋白紊乱的标志。合理的饮食是治疗高脂血症最合乎生理和最有效的措施，即使正在服用降血脂药物的患者，也必须以饮食治疗为基础，否则药物的疗效也将被无节制的饮食所抵消。

不少高脂血症患者认为吃了药就万事大吉，其实非药物治疗对于高血脂的康复也很重要。国内外的专家普遍认为，高脂血症患者首先应降低膳食中胆固醇和饱和脂肪酸的摄入量，通过控制总热量和增加体力活动来保证热量平衡，达到和维持理想体重的健康要求。在饮食治疗无效时或患者不能忍受（常需半年至1年）时，方才使用药物治疗。

第二节　适合的饮食

一、适合食用的主食类

◎ 玉米

玉米又称玉麦、玉蜀黍、包粟等。玉米中的蛋白质、脂肪、淀粉等营养物质含量均较高，并富含多种维生素及不饱和脂肪酸。经常食用玉米，不仅可以满足人体所需，而且由于玉米中含有丰富的膳食纤维，它还能够帮助高脂血症患者减肥减脂。因此这种主食类食物非常适合高脂血症患者。

另外，对于血清总胆固醇水平较高患者来说，食用玉米还可以有效地降低血清总胆固醇，对于预防冠心病也具有非常明显的作用。

◎ 黑米

黑米是稻米中的珍贵品种，属于糯米类。黑米含蛋白质、碳水化合物、B族维生素、维生素E、钙、铁、锌、磷、镁、钾等营养元素，具有清除自由基、改善缺铁性贫血、抗应激反应及免疫调节等多种生理功能，其所含有的维生素E能够降低血液中胆固醇的浓度，并防止其在血管壁上沉积。黑米和南瓜都具有降糖降压的作用，同食对糖尿病、血脂异常和高血压病等都有很好的防治效果。

◎ 燕麦

燕麦是近些年来受到人们广泛关注的食物之一。燕麦既能够做成粥食用，还可以制成面食，它对于因营养过剩所致的高血脂、糖尿病、肥胖症、高血压病等具有很好的食疗作用。燕麦中含有可溶性膳食纤维，同时又富含蛋白质、维生素、糖类、微量元素等对人体有益的营养物质，因此非常适宜高脂血症患者经常食用。

◎ 荞麦

荞麦中富含蛋白质、糖类、脂肪、B 族维生素、烟酸等营养成分。另外，荞麦中的膳食纤维含量颇高，属于一种较为典型的粗粮类食品，经常食用能够起到降血脂、降血压的作用，还可以预防动脉粥样硬化和冠心病等高血脂合并症的发生。

◎ 薏苡仁

薏苡仁的营养价值很高，被誉为"世界禾本科植物之王"。薏苡仁可以用作粮食吃，味道和大米相似，且易消化吸收，煮粥、做汤均可。薏苡仁中含有丰富的水溶性膳食纤维，能促进血液中胆固醇的排出，降低血清胆固醇、甘油三酯的浓度。薏苡仁中所含的亚油酸和维生素 E 相互作用，也可以降低血液中胆固醇的浓度，并防止其在血管壁上沉积。

◎ 黄豆

黄豆中含有人体所需要的蛋白质、脂肪和糖类。它既能够作为主食供人们食用，亦能烹饪成菜肴佐餐用。另外，黄豆中还含有大量的膳食纤维、氨基酸，食用后可以帮助高脂血症患者补充蛋白质、降低血脂，适合高脂血症患者食用。

◎ 绿豆

绿豆别名青小豆、菉豆、植豆等。每 100 克绿豆中含有蛋白质 23.8 克，碳水化合物 58.8 克，脂肪 0.5 克，钙 80 毫克，磷 360 毫克，铁 6.8 毫克。绿豆的药理作用为降血脂、降胆固醇、抗过敏、抗菌、抗肿瘤、增强食欲、保肝护肾。绿豆粉具有显著降脂作用，绿豆中含有一种球蛋白和多糖，能够促进动物体内胆固醇在肝脏分解成胆酸，加速胆汁中胆盐分泌和降低小肠对胆固醇的吸收。

◎ 黑豆

黑豆营养丰富，含有脂肪、蛋白质、维生素、微量元素等多种营养成分，同时又具有多种生物活性物质，如黑豆色素、黑豆多糖和异黄酮等。研究发现，每 100 克黑豆中含粗脂肪高达 12 克以上。检测发现其中含有至少 19 种脂肪酸，且不饱和脂肪酸含量高达 80%，其中亚油酸含量就占了约 55.08%。亚油酸是人体中非常重要的必需脂肪酸，对胆固醇代谢具有至关重要的调节作用，只有当胆固醇与亚油酸结合时才能在体内转运而进行正常代谢。黑豆所含的植物固醇，可以与其他食物中的固醇类相互竞争吸收，加速粪便中固醇类的排出，避免过多胆固醇堆积在体内。

二、适合食用的蔬菜

◎ 苦瓜

苦瓜中的苦瓜素可促使肠细胞孔网发生变化，拦截住脂肪和多糖等大分子进入，切断甘油三酯和胆固醇的来源。苦瓜中的多肽类似胰岛素，能够降低血糖，是控制血糖的理想食疗食物。

苦瓜中的活性成分可降低带鱼中的转氨酶，有助于保护肝脏。苦瓜和山药都具有减肥降脂、降血糖的作用，同食可减脂降糖。苦瓜性寒，一般每次吃 80 克左右为宜。

◎ 芹菜

芹菜中膳食纤维含量极高，脂肪含量极低。芹菜含有一定量的蛋白质、糖类、无机盐、胡萝卜素、维生素 B_1（硫胺素）、烟酸等营养成分，经常食用能使患者体内的血清总胆固醇、甘油三酯、低密度脂蛋白－胆固醇水平显著降低，同时还能起到降低血液黏度的作用，对于血栓形成亦有较强的预防功效。所以芹菜是高脂血症、高血压病、结核病等患者理想的食疗蔬菜。

◎ 冬瓜

冬瓜又名白瓜、白冬瓜、枕瓜等。中医学认为，冬瓜性寒，瓜肉及瓤有利尿、清热、化痰、解渴等功效。也可治疗水肿、痰喘、暑热、痔疮等症。冬瓜如带皮煮汤喝，可以达到消肿利尿、清热解暑作用。

冬瓜中的膳食纤维含量很高，每100克中含膳食纤维约0.9克。现代医学研究表明膳食纤维含量高的食物对改善血糖水平效果好，人的血糖指数与食物中食物纤维的含量成负相关。另外，膳食纤维还能够降低体内胆固醇，降血脂，以防止动脉粥样硬化。冬瓜中所含的丙醇二酸，能够有效地抑制糖类转化为脂肪，加之冬瓜本身不含脂肪，热量不高，可以防止人体发胖、血脂升高，还有助于体形健美。

◎ 菜花

菜花又名花椰菜，有白、绿两种，其营养价值及作用基本相同，绿色的胡萝卜素含量比白色的相对较高些。

菜花中含有丰富的黄酮类化合物，除了可以防止感染，还有很好的清理血管作用，能够防止胆固醇氧化、血小板凝结成块，以减少心脏病与脑卒中的发生率。

菜花不仅对肥胖、视力衰弱及水肿有一定的功效，还可以预防动脉硬化；长期食用菜花可以减少乳腺癌、直肠癌及胃癌的发病概率；菜花中含有铬，而铬在改善糖尿病的糖耐量方面有很好的作用，糖尿病患者长期适量食用，可补充缺乏的铬，改善糖耐量和血脂，对病症有很好的改善作用。

◎ 黑木耳

黑木耳俗称木耳，中医学认为，黑木耳入胃、大肠经，多用于气阴两虚、肺燥热等证的辅助治疗。现代营养学研究亦表明，黑木耳含有丰富的蛋白质、脂肪、糖类及胡萝卜素、维生素 B_1、维生素 B_2、维生素 E、烟酸和矿物元素钾、钙、磷、镁、钠、铁、锰、锌、硒等。特别是木耳中所含的膳食纤维很高，每100克木耳（干品）中含膳食纤维可达

29.9 克。另外，黑木耳中钾含量很高，每 100 克干品中含钾量可以高达757 毫克，为优质的高钾食物。所以经常食用黑木耳对高脂血症合并有冠心病、高血压病、动脉粥样硬化患者有很好的食疗功效。黑木耳被誉为"人体的清道夫"，建议高脂血症患者每日食用 10 ~ 15 克，疏通血管，降低血脂。

◎ 荠菜

荠菜又名地丁菜，中医学认为荠菜入肺、心、肝、肾经，是许多疾病辅助治疗的佳品。荠菜中钙的含量很高，每 100 克鲜荠菜含钙量可以高达 294 毫克，再加上丰富的纤维素，不仅对防治高血脂有较好食疗效果，而且对防治高血压病、动脉粥样硬化也有可喜的效果。如果坚持常年食用，对防治高血压病、高脂血症等"富贵病"可起到重要的作用。

◎ 洋葱

洋葱中所含的营养成分非常丰富，其中不仅有足量的蛋白质、糖类、维生素、纤维素、无机盐、钙、铁、磷等营养元素，同时还含多种氨基酸、黄酮类等具有治疗功效的有益成分。

实验表明，在食用高脂肪的食物时，配以适量洋葱，能够起到一定的抑制血清总胆固醇升高的作用，从而使机体内的纤溶酶活性降低。因此也是理想的降脂蔬菜，非常适合高脂血症患者经常食用。

◎ 番茄

番茄又名西红柿、番柿等，番茄入肝、胃经，适用于眼底出血、肝炎、冠心病、高脂血症、高血压病等。

药理学研究表明，番茄具有较好的降血脂作用，与其所含的果胶、纤维素、维生素 C、烟酸及胡萝卜素等有关。

番茄具有降压作用，与其所含的钾、维生素 C、烟酸及番茄素、黄酮素有关。番茄也是优质的高钾降压食物。

◎ 茄子

茄子中含有大量的水分和蛋白质，同时还含有丰富的纤维素、维生素及钙、铁、磷等有益成分。实验证明，每 100 克茄子仅含有 0.1 克脂肪，因此茄子是非常适合高脂血症患者食用的。

另外，茄子还具有较强的降低血清总胆固醇含量的作用，经常食用不仅能够抑制胆固醇的合成，还可以促进排尿，加快体内胆固醇的排泄。因此本品也是一种对高血脂具有治疗缓解作用的蔬菜。

◎ 蘑菇

蘑菇又名肉蕈。中医学认为，蘑菇入肠、胃、肺经，现代营养学研究亦证明蘑菇的营养成分非常丰富，以甘肃的甘南蘑菇为例（干品），每 100 克中含蛋白质 21 克，膳食纤维 21 克，胡萝卜素 1.64 微克，烟酸 30.7 毫克，且含钾量很高，是优质的高钾食物。脂肪含量仅 4.6 克，且以亚油酸为主。因此蘑菇具有很好的降脂保健作用。

现代医学研究表明，膳食纤维具有很好的降脂作用，蘑菇所含的膳食纤维中纯天然的木质素比例很高，再加上蘑菇是出名的高钾食物，因此蘑菇不仅可降低血脂，同时兼有降低血压、降低血糖及减肥的特殊作用。

◎ 莴笋

莴笋中的钾可以清除血管壁上的脂肪，减少胆固醇的吸收。

莴笋具有降压降脂的功效，蒜苗能杀菌消毒，一起食用能够帮助降脂降压。莴笋能够去除猪肉油腻，补充蛋白质和多种微量元素，二者同食可强身健体。

◎ 芦笋

芦笋含有丰富的蛋白质、无机盐、纤维素及钙、铁、磷、锌、铜等有益于人体的营养元素。现代研究表明，芦笋具有增强人体抵抗力、降低血脂、降血压、抗疲劳的作用，这其中又以降血脂效果最为显著。因此它也非常适合高脂血症患者经常食用。

◎ 竹笋

竹笋又名毛笋、毛竹笋等，冬笋的质量最佳，春笋次之，鞭笋最差。

竹笋中含有丰富的膳食纤维，它们能够与肠道内的胆固醇代谢产物——胆酸相作用，合成不能被人体吸收的物质，被排出体外，从而降低了人体内胆固醇的含量，它具有低脂肪、低糖、多纤维的特点。竹笋本身可吸附大量的油脂来增加味道，肥胖的人如果经常吃竹笋，每顿进食的油脂就会被它所吸附，降低胃肠黏膜对脂肪的吸收和积蓄，进而达到减肥的目的，并能够减少与高血脂有关的疾病的发生，对消化道肿瘤也有一定的预防作用。此外，用鲜竹笋的根煮水代茶饮，可以降低血中胆固醇，起到减肥及治疗高脂血症、高血压病的作用。

◎ 韭菜

韭菜又名起阳草，性温，味甘、辛，它不但是调味的佳品，而且是富含营养的蔬菜良药，它除了含有蛋白质、脂肪、碳水化合物之外，还含有丰富的胡萝卜素与维生素C。韭菜中含有挥发性精油、硫化合物的混合物及丰富的纤维素，对高血脂及冠心病患者非常有益。

韭菜含有较多的纤维素，能够增强胃肠蠕动，对预防肠癌有极好的效果；它温补肝肾、助阳固精的作用也很突出，所以有"起阳草"之称。此外，韭菜有温中行气、散血解毒、保暖、健胃整肠的作用，用于反胃呕吐、尿血、痔疮及创伤淤肿等症，都有相当好的缓解作用。

◎ 黄瓜

黄瓜又名青瓜、胡瓜，性凉，味甘；入肺、胃、大肠经。黄瓜中含有大量的蛋白质及丰富的B族维生素、维生素C及多种微量元素等，并含有大量的纤维素。由于纤维素能够促进食物残渣从肠道排出，因此也减少了胆固醇的吸收。另外，黄瓜中还含有一种叫丙醇二酸的化学物质，此物质可以抑制体内糖类转变为脂肪。尤其适宜肥胖超重伴有高脂血症患者食用。因此常吃黄瓜尤其是生吃，对防治高血脂、冠心病很有好处。黄瓜加热后食用更有利于健康。

◎ 胡萝卜

胡萝卜又名金笋、丁香萝卜，富含胡萝卜素，1分子的胡萝卜素可得2分子的维生素A，故又称为维生素A原。它不仅含糖量高于一般蔬菜，而且含有蛋白质、脂肪及多种维生素等营养成分，因此又被誉为"小人参"。它是一种难得的"果、蔬、药"兼用品。

胡萝卜中富含维生素A原、5种必需氨基酸、十几种酶及钙、磷、铁、氟、锰、钴等矿物质元素和纤维素，这些成分对防止血脂升高、预防动脉粥样硬化很有好处。胡萝卜中还含有槲皮素、山奈酚等，能够增加冠状动脉血流量，降低血脂、血压，强心。此外，它还富含果胶酸钙，果胶酸钙与胆汁酸结合后从大便中排出。身体要产生胆汁酸，就会动用血液中的胆固醇，进而促使血液中的胆固醇水平降低。

胡萝卜中的琥珀钾盐是降低血压的有效成分，高血压病患者饮胡萝卜汁可以使血压迅速降低。它含有丰富的胡萝卜素，能够有效对抗人体内的自由基，可以降低血糖、降低血压等，有助于防治糖尿病，预防血管硬化；它含有较多的核黄素及叶酸，叶酸也有抗癌作用。胡萝卜中的木质素也有提高机体抗癌免疫力和间接消灭癌细胞的作用。

◎ 菠菜

菠菜，又名赤根菜、波斯菜，富含胡萝卜素、维生素C、糖类、钙、磷、草酸、叶酸等，还含有非常多的蛋白质，每500克当中的蛋白质含量几乎相当于2个鸡蛋的蛋白质含量。中医学认为菠菜具有补血止血、利五脏、通血脉、止咳润肠、滋阴平肝、助消化的作用，可以改善高血脂症状。

菠菜中含有一种物质，作用与胰岛素类似，能够使体内血糖保持稳定，糖尿病患者(尤其是2型糖尿病患者)食用后能够很好地控制血糖，所以也是糖尿病患者的佳蔬之一。它能够助消化、止渴润肠，并能够促进胰腺分泌，帮助人体维护正常视力和上皮细胞的健康，防止夜盲，增强人体抵抗传染病的能力；它对预防口角溃疡、唇炎、皮炎、舌炎、阴囊炎也有效果；它含有大量的抗氧化剂，具有抗衰老，促进细胞增殖的作用，既能够激活大脑功能，又可以增强青春活力，有助于防止大脑的老化，防治老年痴呆症。

◎ 南瓜

南瓜味甜肉厚，可以代替粮食，而且皮肉均可以食用，同时南瓜有一定的食疗价值。它含有丰富的胡萝卜素、B 族维生素，其维生素 A 的含量比绿色蔬菜高，因此也被许多女性称为"最佳的美容食品"。

南瓜中含有大量的维生素 E，能够显著降低血脂，防治动脉硬化，改善人体血液循环。同时，南瓜中还含有一定量的果胶，果胶具有很强的吸附能力，能够帮助人体排出多余的胆固醇，保护心脑血管的健康。

南瓜中含有丰富的果胶和微量元素钴，果胶可以延缓肠道对糖和脂质的吸收，使饭后血糖不至于上升得太快，钴能够促进胰岛素分泌，控制餐后血糖水平，常吃南瓜有助于防治糖尿病。南瓜能消除致病物质——亚硝胺的突变作用，其中果胶还可以中和及清除体内重金属和部分农药，因此具有防癌、防中毒的作用，并能够帮助肝、肾功能减弱的人增强肝、肾细胞的再生能力；吃南瓜也可以有效防治高血压病及肝脏和肾脏的一些病变。

◎ 芦荟

芦荟在远古时代已被当作草药来用。经科学分析，它含有大量的天然蛋白质、维生素、叶绿素、活性酶和人体必需的微量元素等 70 多种营养成分，它不仅在药用方面有着奇特的疗效，而且在美容保健方面也有着很大的潜力，是目前发现的最好的既可内服又可以外用的美容植物。

芦荟中含有大量的维生素 E，而医学研究表明，维生素 E 可降低血清胆固醇，通过阻碍胆固醇升高来防止动脉阻塞，预防多种心血管疾病。

芦荟中的一些营养素能持续降低血糖浓度。此外，它含有的多种活性成分可有效地提高人体免疫力，对糖尿病患者有益。它还有催泻、健胃、通经、解毒、消肿止痛、清热抗炎等作用，对于便秘、感冒、头痛、咳嗽、晕车、支气管炎、胃病、雀斑、湿疹、冻疮、烫伤、刀伤、癌症等数十种疾病有疗效。

◎ 土豆

土豆学名马铃薯，俗称洋芋、山药蛋、地蛋，土豆富含粗纤维，可以促进胃肠蠕动和加速胆固醇在肠道内的代谢，具有通便和降低胆固醇的作用，可治疗习惯性便秘及预防血胆固醇的增高。

土豆淀粉在人体内被缓慢吸收，不会导致血糖过高，可用于糖尿病的食疗；其热量低，并含有多种维生素和微量元素，是理想的减肥食品。其含钾量高，适量食用可以使脑卒中机会下降，它对消化不良也有特效，是胃病和心脏病患者的良药及优质保健食品。

三、适合食用的水果

◎ 苹果

苹果的食疗保健价值受历代医家的重视。中医学认为，苹果入心、胃经，适用于慢性胃炎、腹泻、便秘、高脂血症、动脉粥样硬化、冠心病、高血压病等。由于苹果富含果胶类物质及钾盐（为优质高钾降压食物）等，可以促进胃肠蠕动、增加排便次数，进而减少胆固醇的肠道吸收，达到调节脂质代谢、降低血中胆固醇（TC）的目的。

中老年高脂血症患者如每日吃 1 ~ 3 个苹果，可以有效地防止血中胆固醇增加，还有助于降低血压和减少血糖含量。但苹果为生理碱性食物，胃酸分泌较少或过少者，尤其是萎缩性胃炎患者，宜饭后食用，不宜在饭前或餐中食用。

◎ 香蕉

香蕉富含的果胶可降低血液中胆固醇浓度，可有效降低血脂，防治心血管疾病。香蕉能帮助消化，促进胃肠蠕动，多吃香蕉能够降低人体内的胆固醇与脂肪，促进体内代谢，从而保护血管，预防血脂异常的发生。

香蕉中的镁和奶酪中的钙相遇，可防止钙沉积在人体组织或血管壁中，并且可预防骨质疏松。

◎ 大枣

大枣性平，味甘，入脾、胃经，具有健脾益胃、安神养血、调和诸药的作用，为健脾胃之要药，其干品的营养价值要远高于鲜品。

中医临床主要用于治疗脾胃虚弱、中气亏虚、血虚失养所致的倦怠乏力、面色无华、妇女脏躁等。现代药理实验研究发现，大枣中含有蛋白质、氨基酸、糖类、钙、铁、磷、镁、钾及多种维生素等营养物质，经常服用可起到降低胆固醇、强壮身体、保护肝脏的作用。

营养学家建议，用大枣与芹菜配伍食用，可提高治疗高血脂的效果。

◎ 山楂

山楂又名酸楂、酸梅子、山里红。性微温，味甘、酸，具有健脾消食、活血化瘀之功效。对于油腻肉食积滞所致的各种病证均有明显的治疗作用。现代实验研究发现，本品中含有丰富的营养元素，如山楂酸、柠檬酸等，临床常用于治疗高脂血症、冠心病、高血压病等疾病。

◎ 橘子

橘子内侧薄皮含有丰富的膳食纤维及果胶，可促进排便，降低血液中胆固醇浓度，有效降低血脂，可以防治动脉硬化等心血管疾病。

橘子具有止咳清肺的作用，蜂蜜能够滋阴润肺，二者同食可润肺止咳。

吃完橘子后 1 小时内禁喝牛奶，否则会影响消化。橘子不宜食用过多，不宜在饭前或空腹时食用。

◎ 橙子

橙子维生素 C 含量高，营养丰富，因此深受人们的喜爱。橙子当中含有丰富的维生素 C，能够软化和保护血管，促进血液循环，降低血清胆固醇，高脂血症患者经常适量食用橙子，能够有效改善症状。

橙子中所含的特殊物质，可降低血压，扩张冠状动脉，保护心血管健康，是预防冠心病与动脉粥样硬化的理想食品。它含有丰富的糖类、维生素、柠檬酸、苹果酸、蛋白质、食物纤维及多种矿物质等，对于坏血病、夜盲症、皮肤角化和发育迟缓均有一定的辅助治疗作用。

每日食用 1 个即可。尤其适合胸膈满闷、恶心欲吐者，以及饮酒过多、宿醉未醒者食用。但不宜多吃。

◎ 柚子

柚子又名雷柚、臭橙。中医学认为，柚子适用于胃病消化不良、高血脂、咳喘、肥胖等。柚子除含蛋白质、脂肪、糖类、纤维素外，还富含维生素及矿物元素等。由于柚子为低脂肪（每 100 克柚子含 0.2 克脂肪）、高纤维素、高维生素 C 食物，再加上它的利水化痰功效，使它具有祛脂减肥、降胆固醇及甘油三酯等功效。

高脂血症患者每日吃 100 ~ 150 克柚子，可以有效控制血脂增高。但需要注意的是，服用降血脂药物后 6 小时和服药前 3 天不要吃柚子，避免药物的不良反应。

◎ 葡萄

葡萄又名山葫芦、草龙珠。入肺、肾、脾经。适用于气血虚弱、心悸盗汗、肺虚咳嗽、风湿痹痛、淋证、水肿等。鲜食、浸酒或制成药饮食用。

葡萄富含多种微量元素，是一种高价低钠食物，因此可阻止血液中血栓的形成，并可以调节血清中胆固醇的水平。所以经常食用葡萄可调节血脂水平。

吃葡萄可以补气、养血、强心。从中医学的角度而言，葡萄有舒筋活血、开胃健脾、助消化等功效，其含铁量丰富，因此补血。葡萄的营养价值很高，葡萄汁被科学家誉为"植物奶"。另外，葡萄籽95%的成分为青花素，其抗氧化的功效比维生素C高出18倍，比维生素E高出50倍，所以葡萄籽可说是真正的抗氧化巨星。

◎ 梨

梨又名快果、果宗、玉乳、蜜父。入肺、胃经。适用于热病津伤烦渴、消渴、热咳、痰热惊狂、咽痛失音、眼赤肿痛、便秘等症。可以鲜食或制成药饮食用，如"梨丝拌萝卜丝"。梨含苹果酸、柠檬酸、果糖、葡萄糖、多种维生素和无机盐类。

由于梨中含有果胶，因此能够降低血液中胆固醇的浓度，从而起到降低血脂的作用。果皮具有清心、降火、润肺、生津、滋肾、补阴的功效。果肉具有生津、润燥、清热、化痰等功效。

◎ 菠萝

菠萝原名凤梨，味甘、微酸，性微寒，有清热解暑、生津止渴、利小便的功效，可用于伤暑、腹中痞闷、身热烦渴、小便不利、消化不良、头昏眼花等症。

菠萝富含维生素C，参与脂质代谢。而其中的蛋白水解酶能够加强体内纤维水解的作用，进而促进血液循环，促使胆固醇随大便排出。长期食用菠萝可调节血脂。

菠萝营养丰富，其成分包括糖类、蛋白质、脂肪、维生素A、维生素B_1、维生素B_2、维生素C、蛋白质分解酵素及钙、磷、铁、有机酸类、烟酸等，尤其以维生素C含量最高。据专家研究表示，菠萝中所含的蛋白质分解酵素可分解蛋白质及助消化，对于长期食用过多肉类及油腻食物的现代人来说，是一种很合适的减肥水果。因富含B族维生素，能够有效地滋养肌肤，防止皮肤干裂，滋润头发，同时也可消除身体的紧张感和增强机体的免疫力。另外还有清理胃肠、保健的功效。

◎ 草莓

草莓又名红莓、地莓等，草莓中含有大量的维生素 C 和烟酸，均有降低胆固醇和血脂的作用。它还含有丰富的果胶和有机酸。果胶可与胆汁酸结合，加速体内有害物质的分解排出，有机酸可促进脂肪的分解。

草莓中含有丰富的维生素和微量元素，极易被人体吸收，具有辅助降糖的功效；其所含的膳食纤维和果胶能润肠通便，降低血压和胆固醇，可以辅助治疗高血压病、冠心病、坏血病等；所含胡萝卜素能转化为维生素 A，有养肝明目的作用，并能够防止糖尿病引起的眼部病变。

◎ 芒果

芒果又名杧果、檬果、漭果、闷果、望果、蜜望、面果和庵波罗果。味甘、微酸，性平。能够益胃生津，止渴，止呕。芒果果实含有糖类、蛋白质、粗纤维，芒果所含的维生素 A 的前体胡萝卜素成分非常高，是所有水果中少见的。素有"热果之王"的美誉。

因芒果中维生素 C 的含量较高，能够降低胆固醇、甘油三酯，故常食可以不断补充体内维生素 C 的消耗，有利于防治高血脂。

食用芒果具有益胃、解渴、利尿的功用，成熟的芒果在医药上可以作缓泻剂和利尿剂，种子则可作杀虫剂和收敛剂。

◎ 猕猴桃

猕猴桃又名毛梨、杨桃、羊桃。其味道鲜美、细嫩多汁。从中医学的角度看，其性凉，味甘、酸，入胃、肾、膀胱经，具有清热止渴、降逆止呕、利尿通淋的功效，对于小便不利、胃热口渴等症均有治疗缓解作用。

现代研究表明，猕猴桃含有诸多的营养成分，如维生素 C、维生素 B_1 及硫、磷、氯、钾、钠、镁、猕猴桃碱等。经常食用能够降低血清胆固醇和甘油三酯水平，是高脂血症患者理想的降脂保健水果。

四、适合食用的肉类

◎ 鹌鹑肉

鹌鹑肉味甘，性平，入大肠、心、肝、脾、肺、肾经；可以补中益气、清利湿热。

鹌鹑肉中含镁丰富，可降低血液中胆固醇的含量，调节血脂。所含的钾也很丰富，又可以抑制机体对胆固醇的吸收。长期适量食用鹌鹑肉可以有效降低血脂。鹌鹑肉含卵磷脂丰富，可以抑制血小板的凝聚，从而阻止血栓形成，保护血管壁，防止动脉硬化。而它又是高级神经活动不可缺少的营养物质，具有健脑作用。

鹌鹑肉主治水肿、肥胖型高血压病、糖尿病、胃病、贫血、肝大、肝硬化、腹水等多种疾病。

高脂血症患者食用鹌鹑最好以炖、煮为主，这样更有利于营养的吸收，调治疾病。

◎ 鸭肉

鸭肉性寒，味甘、咸，归脾、胃、肺、肾经，可以大补虚劳、滋五脏之阴、清虚劳之热、补血行水、养胃生津、清热健脾。

鸭肉的营养价值很高，蛋白质的含量比畜肉高得多。而鸭肉的脂肪、糖类含量适中，特别是脂肪均匀地分布在全身组织中。鸭肉中的脂肪酸主要是不饱和脂肪酸、低碳饱和脂肪酸，含饱和脂肪酸量明显比猪肉、羊肉少。研究表明，鸭肉中的脂肪不同于黄油或猪油，其饱和脂肪酸、单不饱和脂肪酸、多不饱和脂肪酸的比例接近理想值，其化学成分近似橄榄油，有降低胆固醇的作用，对防治心脑血管疾病有益，对于担心摄入太多饱和脂肪酸会形成动脉粥样硬化的人群来说尤为适宜。

此外，鸭肉所含 B 族维生素和维生素 E 较其他肉类多，因此能够有效抵抗脚气病、神经炎和多种炎症，还能抗衰老。而其中较丰富的烟酸，又对心肌梗死等心脏疾病患者有很好的保护功效。

鸭肉与海带共炖食，可以软化血管，降低血压，对老年性动脉硬化和高血压病、心脏病有较好的疗效。

◎ 兔肉

兔肉味甘，性凉，具有补中益气、凉血解毒、清热止渴、解毒利便、泄热凉血之功效。兔肉属于高蛋白质、低脂肪、少胆固醇的肉类。

兔肉中所含的脂肪和胆固醇，低于所有其他肉类，而且脂肪又多为不饱和脂肪酸，因此常吃兔肉，不但可强身健体，还可以调节体内的血脂含量。经常食用兔肉可以保护血管壁，阻止血栓形成，对高血压病、冠心病、糖尿病患者有益处；兔肉富含大脑发育不可缺少的卵磷脂，又有健脑益智的功效。而兔肉中含有多种维生素和八种人体所必需的氨基酸，常食可以让儿童健康成长，老人延年益寿。

五、适合食用的其他类

◎ 黑芝麻

黑芝麻是一种非常传统的保健食品。黑芝麻中含有大量的亚油酸、棕榈酸、花生酸等不饱和脂肪酸及多种维生素、卵磷脂。这些物质能够调节胆固醇功能、降低血清胆固醇水平，因此它也非常适合高脂血症患者。

◎ 豆腐

豆腐的营养价值可与羊肉相媲美，与大豆相比，它更容易消化，是延年益寿的保健佳品。现代营养学研究证明，豆腐中所含的大豆蛋白可显著降低血浆胆固醇、甘油三酯及低密度脂蛋白，保护血管细胞，有助于预防心血管疾病。人体如果每天摄入 30 ~ 50 克，就能够显著降低血清总胆固醇、低密度脂蛋白及甘油三酯水平，而不影响高密度脂蛋白－胆固醇水平。

现代医学证明，豆腐具有抗氧化的功效，能够有效预防骨质疏松、乳腺癌及前列腺癌的发生，是更年期的保护神；丰富的大豆卵磷脂有益于神经、血管、大脑的生长发育。比起吃动物性食品或鸡蛋来补养、健脑，豆腐有着极大的优势。因为它在健脑的同时，所含的豆固醇还抑制了胆固醇的摄入。

◎ 魔芋

魔芋古时称之为鬼头、鬼芋，具有含有优质膳食纤维、低热量、低脂肪、低蛋白及吸水性强、膨胀力大等特性，被人们称为"胃肠清道夫""天赐神药"。

它能够有效地吸附胆汁酸，抑制肠道对胆固醇和胆汁酸的吸收，减少胆固醇在体内的沉积，具有降血脂等功能，对高血脂等症有较好疗效。

魔芋所含的大量水溶性纤维在进入胃时可以吸收糖类，直接进入小肠，在小肠内抑制糖类的吸收，有效降低餐后血糖，是糖尿病患者和肥胖者的理想食品。经过研究发现，魔芋对防治结肠癌、乳腺癌等有特效，还可以防治食管癌、脑瘤等。

第三节　饮食调养方

一、主食类调养方

◎ 玉米面窝头

【原料】　细玉米面 850 克，黄豆粉 250 克，小苏打适量。

【制作】　先将细玉米面、黄豆粉放入盆内，混合均匀，逐次加入温水及小苏打，边加水边揉，揉匀后用手蘸凉水，将面团搓成条，分成若干小剂，并把每个小剂捏成小窝窝头，使其内外光滑，似宝塔状。将做好的窝头摆放在笼屉上，置于沸水锅上，盖严锅盖，用武火蒸15分钟即熟。

【用法】 作主食，量随意。

【功效】 健脾益气，祛脂解毒。适用于高脂血症合并脂肪肝患者。

◎ 玉米南瓜饼

【原料】 玉米面500克，南瓜1200克，精盐、葱花、精制植物油各适量。

【制作】 先将南瓜去皮、瓤，洗净后切成细丝，放入盆内，加入玉米面、葱花和适量的水与精盐，拌匀成稀糊状。在平底锅内放入少许油烧热，用勺盛糊入锅内，摊成饼，烙成色黄，翻过来再烙，出锅即成。

【用法】 作主食食用，量适可而止。

【功效】 益气健脾，解毒降糖。适用于高脂血症合并慢性肝炎者。

◎ 燕麦五香饼

【原料】 燕麦粒600克，精制植物油、精盐、味精、五香粉适量。

【制作】 将燕麦粒放入铁锅炒香熟，磨成细粉，放入盆内，加入精盐、味精、五香粉混合均匀，倒入沸水，和成面团，切成小块，制成圆饼，备用。将平底锅烧热后刷上一些植物油，放入燕麦圆饼，烙至两面呈金黄色即成。

【用法】 当点心食用，量随意。

【功效】 补益肝脾，降脂降糖。适用于高脂血症合并慢性肝炎者。

◎ 绿豆荸荠糕

【原料】 荸荠100克，绿豆粉100克。

【制作】 荸荠去外皮捣烂，倒入锅内加入绿豆粉和适量水，文火熬煮，烧至汤汁发黏出锅，盛入盘中，晾凉后切成6块。

【用法】 作主食，量随意。

【功效】 清暑化痰，降脂减肥。适用于各种单纯性肥胖症，对兼有暑热症、高脂血症患者尤为适宜。

◎ 麦麸山楂糕

【原料】 麦麸 50 克，山楂 30 克，茯苓粉 50 克，粟米粉 100 克，糯米粉 50 克。

【制作】 先将麦麸、山楂去杂，再将山楂去核，切碎，晒干或烘干，与麦麸共研成细末，再与茯苓粉、粟米粉、糯米粉一起拌和均匀，加水适量，用竹筷搅拌和成粗粉粒状，分装入 8 个糕模具内，轻轻摇实，放入笼屉，上笼用武火蒸 30 分钟，粉糕蒸熟取出即成。

【用法】 作主食，量随意。

【功效】 活血化瘀，降脂减肥。适用于高脂血症、脂肪肝、高血压病患者。

◎ 魔芋赤豆糕

【原料】 魔芋 50 克，面粉 150 克，赤小豆 50 克，鲜酵母 5 克。

【制作】 将赤小豆煮熟备用。面粉加鲜酵母和温水和成稀面糊，静置。待发酵后，加入去毒魔芋粉和成软面团发好。蒸锅内加水烧开，铺上屉布，放入面团 1/3，用手蘸清水轻轻拍平。将煮熟的赤小豆撒上 1/2，铺平，再放入剩余面团的 1/2 拍平，将余下的熟赤小豆放上，铺平，最后将面团全部放入，拍平。武火蒸 15 分钟，切成 10 块。

【用法】 作主食，量随意。

【功效】 减肥降脂，降压利湿，软化血管。适用于高脂血症、高血压病、动脉硬化患者。

◎ 藕米糕

【原料】 藕粉 250 克，糯米粉 250 克，白糖 250 克。

【制作】 将藕粉、糯米粉、白糖和匀，加水适量，揉成面团。将面粉团放在笼屉里盖好盖，用武火蒸 15 ~ 20 分钟即成。

【用法】　作主食，量随意。

【功效】　补虚养胃。适用于脾胃虚弱型高脂血症患者。

◎ 萝卜丝米糕

【原料】　白萝卜、粳米粉各 100 克，虾米、冬菇各 5 克，盐适量。

【制作】　先将白萝卜切细丝。再将虾米、冬菇泡软，切细末。白萝卜丝拌入粳米粉，加盐，倒入泡虾米的水和适量清水拌匀，铺于屉布上，撒上虾米和冬菇末，蒸熟，出锅后切成小块。

【用法】　作主食，量随意。

【功效】　理气化痰，降脂减肥。适用于各种单纯性肥胖症患者。

◎ 荞麦甜饼

【原料】　荞麦面粉 500 克，红糖 100 克，精制植物油适量。

【制作】　将荞麦面粉、红糖混合均匀，加入适量清水和成面团，以稍软为宜，揪成 30 个剂子，压成厚约 3 厘米的圆饼，备用。再将平底锅烧热后，刷上少许植物油，放上圆饼烙至两面焦黄香熟，趁热食用。

【用法】　作主食，量随意。

【功效】　活血祛瘀，消积开胃。适用于高脂血症合并慢性肝炎、肝硬化患者。

◎ 五花糕

【原料】　玉米面 750 克，大米面 250 克，豆沙馅 150 克，红果馅 150 克，苏打粉适量，发酵粉 50 克。

【制作】　将玉米面倒入盆内，加入适量苏打粉和清水和成丝糕面，分成 3 份待用。大米面倒入盆内，加入发酵粉用温水调好，将其略微发酵。笼屉内铺上屉布，底层先铺一层丝糕面，上铺 1/2 豆沙馅，豆沙馅上面再铺一层丝糕面，上面铺 1/2 红果馅，红果馅上铺一层大米面（将大米面分两份），再将另一份豆沙馅铺在大米面上，把另一份大米面铺在豆沙馅上，再把另一份红果馅铺在大米面上，最后将一份丝糕面铺在红果馅上。将铺好的五花糕放入笼屉，置于沸水锅中，蒸约1小时，把糕取出放案板上晾凉，切成菱形块即可装盘食用。

【用法】 作主食，量随意。

【功效】 增强体质，降低血中胆固醇，软化血管。适用于各种类型的高脂血症患者。

◎ 绿豆大枣糕

【原料】 绿豆450克，大枣250克，白糖100克。

【制作】 先将绿豆、大枣洗净后放入锅内，加水适量，煮大约2小时，煮至豆烂水干后取出放入盆内，捣烂压成泥，拣出枣核，再加入白糖，拌匀后取出，放在案板上，用木板压扁，四周用木框压紧，晾凉后成糕，切成长块即成。

【用法】 当点心食用，量随意。

【功效】 清热解暑，益气养血，健脾祛脂解毒。适用于高脂血症合并慢性肝炎患者。

◎ 荞麦饼

【原料】 荞麦面250克，芝麻油30毫升。

【制作】 将荞麦面加水适量和成面团，擀成薄片略加芝麻油分多层，用文火烙熟，或者入笼屉蒸熟。

【用法】 当主食食用。

【功效】 开胃宽肠，下气消积。适用于高脂血症、冠心病、高血压病患者。

◎ 荞麦荷叶饼

【原料】 荞麦面粉500克，花生油60毫升。

【制作】 取一半荞麦面粉放盆内，缓缓浇入沸水，边浇边搅拌，和成烫面团。另一半荞麦面粉放入另一盆内，加冷水或温水拌匀。然后将两块面团合在一起揉匀。将面团放在案板上，分块揉匀、搓条，揪成剂子（大剂子每个重30克，小剂子每个重15克），逐个擀成直径8厘米、厚0.6厘米的圆形薄片（在荷叶饼直径12厘米）刷匀油，撒上少许干面粉，再用小笤帚扫一下，然后将两张薄片摞上，合在一起，擀成圆形荷叶饼生坯。平底锅烧热，放入荷叶饼生坯，用文火烙约3分钟，至饼的底面出现六七成黄色花纹，翻身再烙3分钟，把饼层揭开一层再合上，翻一个身，烙至两面都有均匀花纹、内外熟透时，即可取出。大荷叶饼叠成三角形，小荷叶饼折成月牙形，盛盘。

【用法】　作主食，量随意。

【功效】　健脾消积，降脂减肥。适用于高脂血症、脂肪肝、单纯性肥胖症，兼有慢性胃炎患者。

◎ 燕麦苡仁饼

【原料】　燕麦面250克，粗麦粉100克，薏苡仁30克，食用油、香油、葱花、姜末、盐、味精各适量。

【制作】　先将薏苡仁去杂，洗净，晒干或烘干，共研成粗粉，与燕麦面、粗麦粉充分拌和均匀，放入盆中，加清水适量，调拌成糊状，加适量香油、葱花、姜末、盐、味精等，拌和均匀，备用。平底煎锅置武火上，加食用油适量，中火烧至六成热时，用小勺将燕麦薏苡仁糊逐个煎成质润松脆的圆饼即成。

【用法】　作主食，量随意。

【功效】　补益肝脾，降脂降糖，护肝减肥。适用于高脂血症、糖尿病、慢性肝炎、脂肪肝患者。

◎ 白萝卜饼

【原料】　白萝卜150克，面粉50克，瘦猪肉100克，姜、葱、盐、食用油各适量。

【制作】　将白萝卜洗净，切丝，用油翻炒至五成熟，待用。猪肉剁碎，加入姜、葱、盐、油炒，白萝卜丝调成白萝卜馅。将面粉加水和成面团，揉成面剂，压成薄片，填入萝卜馅，制成夹心小饼，放锅内蒸熟即成。

【用法】 作主食，量随意。

【功效】 化痰通便，降脂减肥。适用于高脂血症、高血压病、慢性支气管炎、习惯性便秘患者。

◎ 蘑菇蛋饼

【原料】 鲜蘑菇300克，鸡蛋1000克，葱白50克，牛奶300毫升，黄油100克，奶油150克，植物油250毫升，盐适量。

【制作】 将葱白洗净，切成丝，用黄油炒至微黄时放入洗净的鲜蘑菇片炒透，然后放入牛奶、奶油搅匀，微沸后放盐拌匀即成鲜蘑馅。鸡蛋磕入盆内，用筷子打匀，放盐调匀成鸡蛋液。煎锅上火，放油烧热，倒入鸡蛋液摊成圆饼，待其将凝结时，在其中央放上蘑菇馅，煎至金黄色出锅装盘即成。

【用法】 作主食，量随意。

【功效】 颜色金黄，味美香鲜，滋阴润燥，补益胃肠。适用于各种类型的高脂血症患者。

◎ 黑木耳豆面饼

【原料】 黑木耳30克，黄豆200克，大枣200克，面粉250克。

【制作】 将黑木耳洗净，加水泡发，用文火煮熟烂。黄豆炒熟，磨成粉。大枣洗净，加水充分浸泡后放于锅内，加水适量，用武火煮开后转用文火炖至熟烂，用筷子剔除皮、核。将大枣糊、黑木耳羹、黄豆粉一起与面粉和匀，制成饼，在平底锅上烙熟即成。

【用法】 作主食，量随意。

【功效】 饼香味浓，益气健脾，润肺养心。适用于各种类型的高脂血症患者。

◎ 燕麦面条

【原料】 燕麦面 500 克，香菜末 50 克，黄瓜丝、白萝卜丝各 100 克，蒜蓉 10 克，酱油、盐、醋、香油各适量。

【制作】 将燕麦面倒入盆中，用开水烫面，用筷子向一个方向搅动，和成面团，揪成小一点的剂子，搓成细条，轻轻叠放屉中，蒸熟。把蒜蓉、酱油、盐、醋、香油倒入小碗中，调匀成卤汁。将面条取出，抖散，放入碗中，加黄瓜丝、香菜末、白萝卜丝，浇上卤汁，拌匀即成。

【用法】 作主食，量随意。

【功效】 健脾开胃，消积祛瘀，利湿减肥。适用于高脂血症、糖尿病、水肿患者。

◎ 香菇黄瓜面条

【原料】 面条 100 克，香菇 1 个，嫩黄瓜 20 克，绿豆芽 10 克，盐、味精、香油各适量。

【制作】 将香菇泡发，切丝。再将嫩黄瓜切薄片。煮锅加水，下香菇，烧沸，再放入面条、嫩黄瓜、绿豆芽、盐、味精，待面条煮熟后淋入香油，即可食用。

【用法】 作主食，量随意。

【功效】 滋阴清热，降脂减肥。适用于高脂血症、慢性胃炎患者。

◎ 绿豆杂面条

【原料】 绿豆面粉 250 克，小麦面粉 250 克，大白菜 100 克，香油 25 克，盐 10 克，味精 10 克。

【制作】 将绿豆面粉、小麦面粉加适量凉水和成硬面团，盖上湿布，稍饧一会儿。将饧好的面团放在案板上，用擀面杖擀成薄薄的面片。叠起来切成宽、窄随意的面条，待用。在锅内放入清水，置于武火上烧沸，把面条下锅；白菜洗净，切成细丝，放入面条锅内同煮，加入盐调好口味，待面条、白菜煮熟时，撒上味精、淋香油，搅拌均匀，盛入碗内即可食用。

【用法】 作主食，量随意。

【功效】 清热解毒，除烦止渴。适用于各种类型的高脂血症患者。

◎ 素馅包子

【原料】 面粉、白菜、粉条各500克，水发木耳60克，油条2根，酱油、盐、味精、花椒粉、豆油、香油、姜末、老酵、面碱适量。

【制作】 把面粉用温水和好，加入老酵揉匀发酵。将白菜洗净剁碎，粉条、木耳、油条分别切碎，加入各种调料拌匀成馅儿，待酵面发起后，加入适量碱揉匀，搓成长条，揪成剂子，按剂子擀皮，包入馅成包子，上笼蒸熟即可。

【用法】 作主食，量随意。

【功效】 降脂降压。适用于高脂血症、高血压病患者。

◎ 雪里蕻冬笋包

【原料】 雪里蕻20克，冬笋40克，虾仁5克，猪肉50克，面粉200克，发酵粉、香油、盐、酱油、食碱各适量。

【制作】 将面粉加少量发酵粉和温水，和好，静放30分钟，面发好后加适量碱液，揉匀。雪里蕻剁成细末，烫一下，挤去水分。猪肉和冬笋剁成末，加酱油、虾仁、盐、味精、香油，搅匀，拌入雪里蕻末。面团制成12个剂子，包入馅，蒸熟即成。

【用法】 作主食，量随意。

【功效】 降脂减肥，补充纤维素。适用于高脂血症、脂肪肝、高血压病、习惯性便秘患者。

◎ 豆渣锅贴

【原料】 面粉300克，豆腐渣300克，韭菜100克，小虾皮50克，盐、味精、色拉油各适量。

【制作】 将豆腐渣挤干水，入锅内炒干，放入盆内，待用。将韭菜洗净切碎，放入盆内与小虾皮、盐、味精、色拉油一起拌和均匀作馅，待用。面粉放入其他盆内，加适量清水，和匀成面团，放案板上揉匀，揪成一个个面剂，擀成皮，包入豆渣馅成锅贴坯，待用。将平锅烧热，搽上色拉油，放锅贴坯，加入少量清水，加盖，烧至锅贴坯熟透即可。

【用法】 作主食，量随意。

【功效】 利尿除热，健脾壮阳，润肠通便，祛脂降压。适用于各种类型的高脂血症患者。

◎ 荠菜水饺

【原料】 面粉500克，荠菜500克，火腿肉75克，冬笋75克，猪油、葱花、姜末、盐、味精各适量。

【制作】 将荠菜择洗干净，沥水。火腿肉、冬笋分别洗净，沥水，剁末。荠菜放入沸水锅中焯一下，捞出放入冷水中至凉，捞出沥水，剁成末，挤去水。火腿肉末、冬笋末放入盆里，加入荠菜末一起拌匀，加上葱花、姜末、盐、猪油、味精，搅拌均匀即成馅料。面粉加水拌匀，和成面团，揉匀揉透，盖上湿布饧面15分钟，在案板上揉成长条，揪成小面剂，擀成中间稍厚的圆形面皮，包馅捏成饺子生坯。锅置武火上，水沸后下入饺子生坯，煮熟即成。

【用法】 作主食，量随意。

【功效】 荠香味美，健脾开胃，明目通便。适用于各种类型的高脂血症患者。

◎ 赤豆饭

【原料】 粳米150克，赤小豆60克。

【制作】 将粳米淘洗干净，放饭盒中，加入煮至七成熟的赤小豆，搅匀，再添清水（水高出粳米、赤小豆2厘米），盖上盖，用大火蒸约40分钟即成。

【用法】 当主食食用。

【功效】 利水减肥，消肿解毒。适用于各种类型的高脂血症患者。

高脂血症患者可以多吃哪些富含维生素和无机盐的食物?

高脂血症患者可长期进食的降脂食物有茶叶、黄豆、牛奶、绿豆、花生、生姜、蘑菇、香菇、草菇、平菇、黑木耳、麦麸、辣椒、大蒜、洋葱、芹菜、番茄、大白菜、菠菜、荠菜、马齿苋、苜蓿、胡萝卜、白萝卜、金针菇、海带、淡菜、山楂、红枣、柿、荔枝、梅、柚、橙、柠檬、橄榄、苹果、核桃仁、向日葵子、玉米、植物油、海鱼、虾类、紫菜、螺旋藻、天然花粉等品种。灵芝、绞股蓝、决明子、银杏叶、酸枣仁、杏仁、女贞子、菊花、何首乌、人参、三七、黄精、冬虫夏草、葛根、泽泻、红花、虎杖、荷叶、大黄、蒲黄、姜黄、丹参、沙苑子等药食兼用之品制成的药膳、药茶、饮料及食疗经验方等也可长期食用。

二、粥类调养方

◎ 冬瓜粥

【原料】 新鲜连皮冬瓜 250 克,粳米 80 克。

【制作】 先将冬瓜洗净切成小块,与淘洗干净的粳米一起放入砂锅中,加水 800 毫升,用武火烧沸后再改用文火煮熬成稀粥。

【用法】 每天早、晚餐温热服用。

【功效】 清热利尿,消脂减肥。适用于高脂血症及单纯性肥胖症患者。

◎ 香菇粥

【原料】 新鲜香菇 30 克(干香菇 15 克),粟米 100 克,红糖 12 克。

【制作】 先将新鲜香菇择洗干净(干香菇可以泡发洗净),切成条状或切碎,盛入碗中,备用。将粟米淘洗干净放入锅内,加水适量,先用旺火煮沸后,再改用文火煨煮半小时,调入香菇,拌匀,继续用文火煨煮至粟米酥烂，待粥将熟时加入红糖，调匀即成。

【用法】 早、晚各食用 1 次。

【功效】 益气补虚，散瘀降脂。适用于各种类型的高脂血症患者。

◎ 双耳粥

【原料】 黑木耳 30 克，银耳 20 克，粟米 100 克。

【制作】 将黑木耳、银耳拣杂，用温水泡发，洗净，用刀剁成碎末，备用。将粟米淘洗干净，放入砂锅中，加水适量，用旺火煮沸后调入双耳末，改用文火煨煮 1 小时至粟米酥烂即成。

【用法】 每日早、晚餐食用。

【功效】 通脉降脂，滋阴补血。适用于各种类型的高脂血症患者。

◎ 燕麦绿豆粥

【原料】 燕麦片 100 克，绿豆、玉米面各 60 克，蜂蜜适量。

【制作】 将绿豆淘洗干净，放入锅中，加入清水适量，武火煮沸后，改用文火煮至熟烂，再将用凉开水调和的燕麦片、玉米面糊均匀地搅拌入锅中，调入蜂蜜，再稍煮即可。

【用法】 每日 2 次，分早、晚温热服食。

【功效】 调中健脾，清热利水，祛脂降压。适用于脾虚湿盛型高脂血症患者。

◎ 粳米胡萝卜粥

【原料】 粳米 80 克，胡萝卜 200 克，冰糖适量。

【制作】 先将胡萝卜洗净，切成小丁，将粳米淘洗干净，一起放入砂锅中，加水适量。再将砂锅置于旺火上煮成粥。待粥将熟时，加入冰糖，稍煮即可食用。

【用法】 每日早、晚餐食用。

【功效】 养颜美容，降脂减肥。适用于高脂血症合并肥胖症患者。

◎ 栗子桂圆粥

【原料】 栗子 10 个，桂圆 15 克，粳米 75 克。

【制作】 将栗子去壳洗净，切成碎块，与淘洗干净的粳米一同放入锅中，加入清水适量，武火煮沸后，改用文火慢煮，待粥将成时，放入桂圆，再稍煮即可。

【用法】 每日 1 次，早餐服食。

【功效】 补肝肾，强筋骨，降血脂，通血脉。适用于高脂血症、动脉粥样硬化患者。

◎ 芹菜粥

【原料】 新鲜芹菜 160 克，陈皮 6 克，粟米 120 克。

【制作】 先将芹菜择洗干净，取芹菜叶、茎切成粗末状，备用。将陈皮洗净晒干，研成细末，待用。将粟米淘洗干净，放入砂锅内，加水适量，用旺火煮沸后，改用文火煨煮半小时，调入芹菜末，再煮至沸，最后加入陈皮粉，拌匀即成。

【用法】 早、晚餐食用。

【功效】 平肝清热，利湿降脂。适用于各种类型的高脂血症患者。

◎ 豆腐芹菜粥

【原料】 新鲜芹菜 20 克，豆腐 50 克，粳米 100 克，精盐适量。

【制作】 将芹菜洗净切碎，与豆腐和淘洗干净的粳米一同放入砂锅中，加清水适量，用旺火烧开，再用小火煮成粥，加精盐调味即成。

【用法】 早、晚餐食用。

【功效】 清热生津，散瘀破结，消肿解毒。适用于高脂血症、糖尿病患者。

◎ 西红柿粥

【原料】 新鲜西红柿 150 克，蒲黄粉 10 克，生姜 5 克，粟米 120 克。

【制作】 先将生姜洗净，切成片，晒干或烘干，研成细末，备用。将西红柿用清水洗净，连皮切碎，剁成西红柿糊，盛入碗中，待用。将粟米淘洗干净，放入砂锅中，加水适量，用旺火煮沸后，改用文火煮30分钟，调入西红柿糊，生姜粉，拌匀，继续用文火煨煮至粟米酥烂，再调入蒲黄粉，搅拌均匀，煮沸即成。

【用法】 早、晚餐食用。

【功效】 益气散瘀，通脉降脂。适用于各种类型的高脂血症患者。

◎ 芝麻核桃桑叶粥

【原料】 黑芝麻、核桃仁各50克，桑叶30克，粳米100克。

【制作】 将桑叶水煎去渣取汁，再把药汁与淘洗干净的粳米、研碎的核桃仁及黑芝麻一同放入锅中，加入清水适量，武火煮沸后，改用文火煮粥，至米熟粥成即可。

【用法】 每日2次，分早、晚服食。

【功效】 滋补肝肾，益气养血，降血脂，抗衰老。适用于各种类型的高脂血症患者。

◎ 紫皮大蒜粥

【原料】 紫皮大蒜60克，陈粟米120克。

【制作】 先将紫皮大蒜剥去外皮，洗净后切碎，剁成大蒜蓉，备用。将陈粟米淘洗干净，放入砂锅中，加水适量，用旺火煮沸后，改用文火煨煮至粟米酥烂，待粥将熟时，调入紫皮大蒜蓉，搅拌均匀即成。

【用法】 早、晚分2次食用。

【功效】 降脂降糖，排毒降浊。适用于各种类型的高脂血症患者，尤其适用于气滞血瘀型高脂血症合并糖尿病患者。

◎ 紫菜绿豆粥

【原料】 紫菜10克，干绿豆50克，粳米100克。

【制作】 将紫菜泡软，绿豆、粳米淘洗干净，之后一同放入锅中，加入清水适量，共煮成粥即可。

【用法】 每日 2 次，分早、晚温热服食。

【功效】 清热化痰，利水降脂。适用于痰浊内蕴型、脾虚肝旺型高脂血症患者。

◎ 黄豆粥

【原料】 黄豆 60 克，粟米 120 克。

【制作】 先将黄豆拣杂，洗净，放入清水中浸泡过夜，次日再淘洗干净，备用。将粟米淘洗干净后，与黄豆一起放入砂锅中，加清水适量，先用旺火煮沸后，再改用文火煨煮至黄豆酥烂即成。

【用法】 早、晚餐食用。

【功效】 健脾宽中，活血通脉，降低血脂。适用于各种类型的高脂血症患者。

◎ 归杞红枣粥

【原料】 当归 12 克，枸杞子 15 克，白芍 18 克，大枣 10 枚，粳米 100 克，白糖适量。

【制作】 将当归、枸杞子、白芍水煎取汁，之后将药汁与淘洗干净的粳米、大枣一同放入锅中，文火煮粥，待粥将成时调入白糖，使之充分混合溶化即可。

【用法】 每日 2 次，分早、晚温热服食。

【功效】 益肾清肝，补养气血。适用于肝肾阴虚型、阴虚阳亢型及气血不足型高脂血症患者。

◎ 玉米山楂大枣粥

【原料】 玉米 60 克，山楂片 15 克，大枣 15 枚，粟米 120 克，红糖 25 克。

【制作】 先将玉米洗净，用冷开水泡发，研磨成玉米浆粉，备用。再将粟米淘洗干净，放入砂锅中，加水适量，浸泡 30 分钟，再与洗净的大枣一起用中火煮沸，调入玉米浆粉，拌和均匀，改用文火煨煮1小时，待粟米酥烂，粥黏稠时，调入捣烂的山楂片，继续用文火煮沸，拌入红糖即成。

【用法】 每日早、晚餐食用。

【功效】 调中开胃，补虚降脂。适用于各种类型的高脂血症患者。

◎ 黑芝麻枸杞粥

【原料】 黑芝麻20克，枸杞子20克，何首乌15克，粳米100克。

【制作】 将黑芝麻洗净晾干，炒香研成细末；将何首乌水煎煮2次，去渣取汁，与粳米、枸杞子、黑芝麻熬煮成粥。

【用法】 每日1剂，早、晚餐食用。

【功效】 滋补肝肾，降脂减肥。适用于肝肾亏虚型高脂血症患者。

◎ 三豆茯苓粥

【原料】 绿豆、白扁豆、赤小豆、茯苓、粳米各30克。

【制作】 将茯苓研为细粉备用。把绿豆、白扁豆、赤小豆、粳米分别淘洗干净，一同放入锅中，加入清水适量，武火煮沸后改用文火煮粥，待粥将成时，调入茯苓粉搅匀，再稍煮即可。

【用法】 每日2次，分早、晚温热服食。

【功效】 清热利湿。适用于各种类型的高脂血症患者。

◎ 三七山楂粟米粥

【原料】 三七3克，山楂（连核）20克，粟米100克。

【制作】 将三七洗净，晒干或烘干，研成极细末，备用。将山楂洗净，切成薄片，待用。将粟米淘洗干净，放入砂锅中，加水适量，先用旺火煮沸，加入山楂片，改用文火煨煮至粟米酥烂，待粥将熟时，调入三七粉，拌和均匀即成。

【用法】 早、晚餐分别食用。

【功效】 消食导滞，化瘀降脂。适用于中老年人气滞血瘀型高脂血症患者。

◎ 山药香菇萝卜粥

【原料】 水发香菇丝 50 克，白萝卜丝、鲜山药片、粳米各 100 克，豌豆苗 60 克，盐、味精等调味料各适量。

【制作】 将粳米淘洗干净，放入锅中，加入清水适量，武火煮沸后改用文火煮粥，待粥将成时，加入水发香菇丝、白萝卜丝、鲜山药片，继续煮 3 ~ 5 分钟，放入豌豆苗及盐、味精等调料搅匀，再稍煮即可。

【用法】 每日 1 ~ 2 次，温热服食。

【功效】 健脾益气，祛湿利水，降脂降压。适用于脾虚湿盛型高脂血症患者。

◎ 山楂桑椹粥

【原料】 山楂、粳米各 80 克，桑椹 15 克。

【制作】 先将山楂、桑椹水煎去渣取汁，之后把药汁与淘洗干净的粳米一同倒入锅中，共同煮粥即可。

【用法】 每日 2 次，分早、晚温热服食。

【功效】 滋阴养血，活血祛痰。适用于各种类型的高脂血症患者。

◎ 银鱼粥

【原料】 银鱼干 60 克，粟米 120 克。

【制作】 先将银鱼干拣洗干净，烘干后研成粗粉状，备用。将粟米淘洗干净，放入砂锅中，加水适量，用旺火煮沸后，改用文火煨煮半小时，调入银鱼粉，再用文火煮至粟米酥烂即成。

【用法】 早、晚餐食用。

【功效】 滋阴补虚，通脉降脂。适用于各种类型的高脂血症患者。

◎ 核桃仁粥

【原料】 核桃仁 50 克，陈皮、蒲黄各 10 克，粟米 100 克。

【制作】　先将核桃仁拣洗干净，烘干，研成细末，备用。将陈皮拣洗干净，晒干或烘干，研成细粉，待用。然后将粟米淘洗干净，放入砂锅内，加水适量，用旺火煮沸后，改用文火煨煮半小时，调入核桃仁细末、陈皮粉、蒲黄粉，搅拌均匀，再用文火煨煮至粟米酥烂即成。

【用法】　早、晚餐食用。

【功效】　益气散瘀，降低血脂。适用于各种类型的高脂血症患者。

◎ 牛奶大枣粥

【原料】　新鲜牛奶 250 毫升，大枣 20 枚，粟米 120 克。

【制作】　先将大枣洗净，用温水浸泡半小时，去核，备用。再将粟米淘洗干净，放入砂锅中，加水适量，用旺火煮沸后，加入浸泡的大枣，改用文火煨煮至粟米酥烂，待粥将熟时，加入鲜牛奶，再用文火煨煮至沸即成。

【用法】　早、晚餐分别食用。

【功效】　益气补虚，活血降脂。适用于各种类型的高脂血症患者。

◎ 黄瓜粥

【原料】　黄瓜 50 克，糯米 200 克，蜂蜜 50 克。

【制作】　先将糯米浸泡 2 小时淘净，加水适量，用文火熬煮 15 分钟；再将黄瓜洗净去籽，切成小丁放入粥内，待粥将熟时，调入蜂蜜，稍煮片刻即可。

【用法】　随量食用。

【功效】　清热解毒，利水通便。适用于各种类型的高脂血症患者。

◎ 萝卜粥

【原料】　大白萝卜 250 克，粳米 50 克。

【制作】　先将白萝卜洗净、煮熟榨汁去渣，再用萝卜汁与汤加粳米熬成粥。

【用法】　早、晚餐温热服用。

【功效】 消食利气，宽中止渴。适用于高脂血症患者，尤其是总胆固醇升高的患者。

三、羹类调养方

◎ 红薯山药大枣羹

【原料】 红薯 200 克，山药 150 克，大枣 10 枚，山芋粉、红糖各适量。

【制作】 将红薯洗净，切成细粒状；山药洗净、去皮，切成薄片；大枣洗净。之后将红薯粒、山药片及大枣一同放入锅中，加入清水适量，煮至将成稠糊状时，捞出大枣核，调入山芋粉糊，加入红糖，边搅边调，继续用小火煨煮成羹即可。

【用法】 每日 2 次，分早、晚服食。

【功效】 益气健脾，宽肠通便，降低血脂。适用于各种类型的高脂血症患者。

◎ 西红柿山楂陈皮羹

【原料】 西红柿 250 克，山楂 30 克，陈皮 10 克。

【制作】 先将山楂、陈皮分别去杂、洗净，将山楂切成片（去子），陈皮切碎，一起放入碗中，备用。再将西红柿放入温水中浸泡片刻，反复洗净。连皮切碎，剁成西红柿糊，待用。然后在锅中加入清水适量，调入山楂、陈皮，用中火煨煮 20 分钟，加入西红柿糊拌匀。改用文火煨煮 15 分钟，以湿淀粉勾兑成羹。

【用法】 每日早、晚餐分别食用。

【功效】 消食导滞，通脉降脂。适用于高脂血症合并慢性胃炎、吸收不良综合征患者。

◎ 黑木耳豆枣山楂羹

【原料】 黑木耳 30 克，黄豆 60 克，大枣 25 枚，山楂片适量。

【制作】 将黑木耳用温水泡发，撕成朵片瓣，洗净，备用。将黄豆、大枣分别洗净，放入砂锅中，加水适量，先用旺火煮沸后，再改用文火煨煮1小时30分钟，待黄豆熟烂，加黑木耳及少许山楂片，继续煨煮至黄豆、黑木耳酥烂，用湿淀粉勾芡成羹。

【用法】 每日早、晚餐分别食用。

【功效】 补益肝肾，温补脾胃。适用于高脂血症、高血压病患者。

◎ 绿豆海带羹

【原料】 绿豆120克，海带50克，红糖适量。

【制作】 先将绿豆洗净，再将海带洗净，切成细丝，放入锅中加水600毫升，用文火煮绿豆、海带半小时，待其熟烂，加红糖适量，即可食用。

【用法】 早、晚餐食用。

【功效】 降压祛脂，清热解毒。适用于高脂血症、高血压病患者。

◎ 荠菜豆腐羹

【原料】 嫩豆腐250克，荠菜120克，胡萝卜、水发冬菇、竹笋各25克，面筋50克，葱、生姜末各10克。

【制作】 将嫩豆腐、水发冬菇、胡萝卜（焯熟）、竹笋及面筋均匀切成小丁，将荠菜洗净去杂，切成细碎状；将炒锅置于火上烧热放油适量，当油烧至七成熟时煸葱、姜，加入清汤、盐，投入嫩豆腐丁、冬菇丁、胡萝卜丁、笋丁、面筋丁、荠菜，用文火炖煮半小时，加入味精，用湿淀粉勾芡，淋上芝麻油，起锅装入大汤碗中即成。

【用法】 佐餐食用。

【功效】 清热利水，降脂降压。适用于高脂血症合并高血压病、冠心病、动脉硬化患者。

◎ 黑木耳豆腐羹

【原料】 黑木耳25克，豆腐350克，猪腿肉50克，鲜汤、料酒、精制植物油、酱油、花椒、豆瓣酱、精盐、味精、淀粉各适量。

【制作】 将黑木耳用温开水浸泡透，至发后去杂质，洗净，用手撕成小块备用。将猪肉洗净后切碎，加入料酒、酱油、精盐拌匀备用。将豆腐切成丁状。将植物油放入炒锅中，用中火烧热后倒入肉末煸炒，再放入黑木耳及豆瓣酱，继续翻炒片刻，加入鲜汤，倒入豆腐丁，加少许精盐，用文火煨炖30分钟，用湿淀粉勾芡，调入花椒、味精，拌匀后出锅。

【用法】 佐餐食用。

【功效】 补血活血，散瘀通络。适用于高脂血症、高血压病患者。

◎ 绿豆牛奶羹

【原料】 绿豆粉150克，牛奶250毫升，蒲黄30克，湿淀粉适量。

【制作】 将绿豆粉用清水调成稀糊状，放入锅中，用中火煨煮，边煮边调，成绿豆羹糊状，倒入牛奶，并且加入蒲黄，改用文火煨煮成稀糊状，用湿淀粉勾芡成羹即成。

【用法】 每日早、晚餐分别食用。

【功效】 补虚通脉，散瘀降脂。适用于高脂血症合并动脉粥样硬化患者。

◎ 山药绿豆羹

【原料】 山药150克，绿豆60克，蜂蜜25克。

【制作】 先将山药洗净，刮去外皮，切碎，捣烂成糊状，备用。将绿豆淘洗干净后放入砂锅中，加水适量。中火煮沸后改用文火煨煮至熟烂呈开花状，调入山药糊，继续煨煮15分钟，离火后兑入蜂蜜，拌和成羹即成。

【用法】 每日早、晚餐分别食用。

【功效】 清热解毒，降脂减肥。适用于高脂血症合并脂肪肝患者。

◎ 冬瓜赤小豆羹

【原料】 冬瓜500克，赤小豆80克，红糖30克，藕粉30克。

【制作】 将冬瓜洗净，去外皮，连瓤切碎，放入家用果汁机中，绞榨成糜糊状，放入碗中备用。将赤小豆淘净，放入砂锅中，加水适量，用中火煨煮至熟烂，加红糖拌匀，再加入冬瓜糜糊，用文火煨煮至沸，调入搅匀的湿藕粉，边煨边拌成羹即成。

【用法】 每日早、晚餐分别食用。

【功效】 健脾利水，祛脂降压。适用于高脂血症合并高血压病患者。

◎ 豆腐平菇羹

【原料】 平菇 350 克，豆腐 180 克，料酒、精盐、肉汤、熟猪油、湿淀粉、胡椒粉、味精、青蒜末各适量。

【制作】 将豆腐、平菇切成小丁，分别放入沸水锅中焯一会捞出，用冷水浸凉，沥干水分。将炒锅置于旺火上，放入肉汤、平菇丁，待煮沸后放入豆腐丁、熟猪油、料酒、精盐，烧沸后加味精，用湿淀粉勾芡，烧沸后装入汤碗中，撒入青蒜末、胡椒粉即可。

【用法】 早、晚餐佐餐食用。

【功效】 降血脂，防止动脉粥样硬化。适用于高脂血症合并动脉粥样硬化患者。

◎ 海带木耳羹

【原料】 海带 30 克，黑木耳 25 克，瘦猪肉 60 克，湿淀粉、味精各适量。

【制作】 将海带、黑木耳用温水发透洗净。将瘦猪肉切成丝，放入锅内煮沸，加入海带、黑木耳共煮至熟，加湿淀粉勾成羹，再加味精少许即可。

【用法】 每日早、晚餐分别食用。

【功效】 滋阴平肝，降血脂。适用于阴虚阳亢型高脂血症患者。

◎ 黑木耳羹

【原料】 黑木耳 30 克，白糖少许。

【制作】 将黑木耳洗净泡开，入锅中煮沸后，用文火煨烂，调入适量白糖即可。

【用法】 吃木耳喝汤，每日1~3次。

【功效】 和血补虚，降血脂。适用于高脂血症合并冠心病患者。

◎ 枸杞子玉米羹

【原料】 玉米粉150克，鸡蛋2个，枸杞子60克，白糖15克，蜂蜜、水各适量。

【制作】 将枸杞子洗净，将鸡蛋打碎入碗，打散备用；将玉米粉加少许水调成糊状。在锅内加水适量，放入枸杞子，用中火烧沸后再缓慢加入玉米糊，边煮边搅拌，至浓糊状时改为文火煨煮至玉米熟软溢香，再加入鸡蛋、白糖、蜂蜜搅匀即成。

【用法】 早、晚餐佐餐食用。

【功效】 降脂补肾，清肝明目。适用于高脂血症合并脂肪肝患者。

四、汤类调养方

◎ 香菇胡萝卜汤

【原料】 水发香菇35克，胡萝卜450克，豌豆苗30克，精盐、味精、黄酒、黄豆芽汤各适量。

【制作】 先将胡萝卜洗净去皮切丝，入沸水中焯至八成熟，捞出放入大碗内。将水发香菇去杂质，洗净切丝，将豌豆苗择洗干净，入沸水锅中焯透捞出。在锅中加入黄豆芽汤、黄酒、精盐、味精，烧沸后去浮沫，下入胡萝卜丝略烫一下，捞出放入大汤碗中，将香菇丝烫一下放入碗中，将汤继续烧沸后，撒上豌豆苗，起锅浇在汤碗内即成。

【用法】 佐餐食用。

【功效】 益气强身，降脂减肥。适用于高脂血症合并肥胖症患者。

◎ 冬瓜芦笋紫菜汤

【原料】 冬瓜、芦笋各 250 克，紫菜 50 克，葱段、生姜末、盐、味精、香油各适量。

【制作】 先将冬瓜、芦笋加水煮沸，再放入紫菜、葱段、生姜末、盐、味精稍煮，加入香油搅匀即成。

【用法】 每日 1 次，随量食菜饮汤。

【功效】 化湿泻浊，降低血脂。适用于各种类型的高脂血症患者。

◎ 紫菜木耳花鲢汤

【原料】 花鲢鱼 250 克，紫菜 12 克，水发黑木耳 35 克，精制植物油、料酒、葱、姜、精盐各适量。

【制作】 将紫菜、水发黑木耳分别用清水洗净。将花鲢鱼洗净，去杂，切成块，用烧热的植物油煸炒鱼块，加水发黑木耳、紫菜和适量清水，将鱼炖熟后加入黄酒、葱、姜、精盐调味，再略煮片刻即可。

【用法】 佐餐食用适量。

【功效】 祛脂宁心，温肾益精。适用于高脂血症、冠心病、肥胖症患者。

◎ 番茄豆腐鱼丸汤

【原料】 番茄 250 克，豆腐 250 克，鱼肉 250 克，发菜 25 克，葱、生姜、精盐、味精、麻油各适量。

【制作】 将番茄洗净，切块。豆腐切块。发菜洗净，沥干水，切成碎小段。葱洗净，切成葱花。鱼肉洗净，沥干水分，剁烂调味，加入发菜及适量清水，搅至起胶，放入葱花搅匀，做成鱼丸子。将豆腐块放入锅中，加适量清水，大火煮沸后放入番茄。再煮至沸，放入鱼丸子煮熟，加生姜末、精盐、味精，淋入麻油即成。

【用法】 佐餐食用。

【功效】 健脾消食，养阴润燥，生津止渴，祛脂降压。适用于高血压病、高脂血症、糖尿病患者。

◎ 玉米须豆腐汤

【原料】 玉米须 100 克，豆腐 300 克，水发香菇 50 克，葱段、生姜末、盐、味精各适量。

【制作】 先将玉米须水煎取汁，再把玉米须汁与豆腐、香菇一同放入锅中，加适量清水和葱段、生姜末、盐、味精等调料，煮汤即可。

【用法】 每日 1 次，随量食菜饮汤。

【功效】 化湿利水，降低血脂。适用于各种类型的高脂血症患者。

◎ 番茄汤

【原料】 番茄 150 克，海带 15 克，香菇 15 克，黑木耳 15 克，植物油、葱花、生姜丝、清汤、精盐、味精、五香粉、麻油各适量。

【制作】 将海带放入清水中浸泡 6 小时，将斑块及沙子洗去，冲洗后切成象眼片（即菱形片），备用。将香菇、黑木耳放入温水中泡发，洗净后香菇切成丝，黑木耳撕碎成小片状，同放入碗中，待用。再将番茄洗净外表皮，去蒂、头，切成片。炒锅置火上，加植物油，大火烧至七成热时，加葱花、生姜丝，煸炒出香，加入番茄片煸透，再加清汤（或清水）适量煮沸，投入海带片、香菇丝、黑木耳碎片，改用小火煨煮 15 分钟，加精盐、味精、五香粉，拌和均匀，淋入麻油即成。

【用法】 佐餐食用。

【功效】 益气补虚，通脉散瘀，降血脂。适用于高脂血症、高血压病患者。

◎ 芹菜金针菇猪蹄汤

【原料】 鲜芹菜 250 克，金针菇 150 克，胡萝卜 2 个，猪蹄 100 克，生姜 1 片，精盐适量。

【制作】 将芹菜去叶洗净切段，胡萝卜洗净去皮切片，将金针菇、猪蹄分别洗净。在瓦罐内加入清水烧沸，放入胡萝卜片、猪蹄及生姜片，再改用中火煲 1 个半小时，然后放入芹菜段和金针菇烧沸，加入精盐调味即成。

【用法】 佐餐食用。

【功效】 降脂减肥，清热解毒。适用于高脂血症合并肥胖症患者。

◎ 绿豆海蜇汤

【原料】 绿豆、海蜇皮各 50 克。

【制作】 将海蜇皮洗净切成细条，绿豆淘洗干净，之后把二者一同放入锅中，加入清水适量，共煮成汤。

【用法】 每日 1 ~ 2 次，食菜饮汤。

【功效】 平肝清热，化痰降脂。适用于肝火亢盛型、阴虚阳亢型及痰浊阻滞型高脂血症患者。

◎ 萝卜海带汤

【原料】 新鲜白萝卜 250 克，海带 20 克，蒲黄 10 克。

【制作】 先将海带用温水泡发 12 小时，洗去沙子，用清水洗净后，切成菱形小斜块，盛入碗中，备用。然后将白萝卜洗净，刨去薄层外皮，除去叶蒂及须根，剖片后切成萝卜条，与海带一起放入砂锅中，加水适量，先用旺火煮沸，再加入用纱布包裹的蒲黄，改用文火煨煮半小时，取出纱布包裹卷，继续煨煮至萝卜条酥烂，加精盐、味精、五香粉及大蒜碎末，拌和均匀，淋入芝麻油即可。

【用法】 佐餐食用，喝汤，吃萝卜条、海带片，当日吃完。

【功效】 清热解毒，化痰降浊，散瘀降脂。适用于各种类型的高脂血症患者。

◎ 冬瓜汤

【原料】 冬瓜 500 克。

【制作】 先将冬瓜去瓤，连皮洗净，切成薄片，放入锅中，加水800 毫升。煎煮大约 10 分钟，去冬瓜取汤汁，代茶饮用。

【用法】 每次饮 250 毫升，每天饮 2 次。

【功效】 利水消脂，清热减肥。适用于高脂血症及单纯性肥胖症患者。

◎ 香菇萝卜汤

【原料】 水发香菇 60 克，白萝卜 250 克，豌豆苗 60 克，黄豆芽汤、料酒、葱花、生姜丝、精盐、味精各适量。

【制作】 将香菇洗净，切成细丝，备用。将豌豆苗择洗干净，下沸水锅中焯一下，捞出后放入碗中。将白萝卜洗净后去外皮，切成丝，入沸水锅中余至八成熟。将锅置于火上，加黄豆芽汤及料酒，用旺火煮沸后，加入葱花、生姜丝、香菇、萝卜丝，煮沸后，放入豌豆苗，加入少许精盐、味精，再煮至沸即成。

【用法】 佐餐食用，适量。

【功效】 养胃理气，化痰降压。适用于高脂血症、高血压病、慢性胃炎患者。

◎ 莲子豆仁汤

【原料】 大枣、莲子各 30 克，绿豆、薏苡仁、腐竹各 60 克，红糖适量。

【制作】 将大枣（去核）、莲子、薏苡仁、绿豆分别淘洗干净，腐竹发开切成细丝，之后一同放入锅中，加入清水适量，武火煮沸后，改用文火慢煮，至莲子、薏苡仁、绿豆熟烂，用红糖调味即成。

【用法】 每日 1 次，随量食用。

【功效】 清热解毒，除腻降脂。适用于各种类型的高脂血症患者。

◎ 海带黄豆汤

【原料】 水发海带 120 克，黄豆 150 克，精盐、八角茴香各适量。

【制作】 将水发海带洗净后切成丝，备用。将黄豆拣杂洗净后放入清水锅中，加入八角 1 ~ 2 瓣、茴香适量煮至黄豆将熟，再将海带丝放入并且加入适量精盐，一起煮至海带、黄豆熟透即可。

【用法】 佐餐，喝汤吃海带、黄豆，当日吃完。

【功效】 清热平肝，软坚化痰。适用于湿热内蕴型、气血瘀滞型高脂血症患者。

◎ 毛豆汤

【原料】 毛豆 120 克，清水 450 毫升，红糖 20 克。

【制作】 将新鲜毛豆洗净，加入清水 250 毫升，用打浆机打成汁状。在锅中加入 200 毫升清水，用旺火煮沸后，倒入豆汁继续用旺火煮沸，用干净纱布过滤，然后在滤液中加入红糖，继续用文火煮沸 10 分钟即成。晾凉后放在冰箱中备用。

【用法】 直接饮用，分 2 次，当日饮完。

【功效】 润燥化痰，健脾活血，降低血脂。适用于各种类型的高脂血症患者。

◎ 二菜汤

【原料】 荠菜 50 克，淡菜 20 克。

【制作】 先将淡菜洗净泡发，荠菜洗净切碎，之后把淡菜加水煎煮 30 分钟，再放入荠菜，煮沸即可。

【用法】 每日服食 1 次。

【功效】 滋阴清热，平肝潜阳，降低血脂。适用于肝火亢盛型、阴虚阳亢型高脂血症患者。

◎ 绿豆葫芦汤

【原料】 绿豆 100 克，葫芦壳、西瓜皮、冬瓜皮各 30 克，白糖适量。

【制作】 将葫芦壳、冬瓜皮、西瓜皮分别洗净切碎，之后与淘洗干净的绿豆一同放入锅中，加入清水适量，武火煮沸后，改用文火继续煮至绿豆烂熟，用白糖调味即成。

【用法】 每日 1 次，随量食用。

【功效】 清热解毒，利水消肿，化浊降脂。适用于各种类型的高脂血症患者。

◎ 冬菇白木耳瘦肉汤

【原料】 瘦猪肉 100 克，冬菇 60 克，白木耳 20 克，调味品适量。

【制作】 先将冬菇浸软，洗净，剪去冬菇脚备用。将白木耳浸软，洗净，除去蒂部杂质备用。将瘦猪肉洗净，用沸水焯过，与上述备料一起放入锅内，加入适量清水，用文火煮 1 ~ 2 小时，汤成调味后即可食用。

【用法】 每日早、晚餐食用。

【功效】 养阴益胃，润燥生津。适用于气阴两虚型高脂血症患者。

◎ 木耳豆腐汤

【原料】 黑木耳 30 克，豆腐 250 克，味精、盐各适量。

【制作】 将黑木耳洗净，豆腐洗净切成小块，之后一同放入锅中，加入清水适量，共煮成汤，用味精、盐调味即可。

【用法】 每日 1 ~ 2 次，食菜饮汤。

【功效】 清热和中，化浊降脂。适用于各种类型的高脂血症患者。

◎ 茭白芹菜汤

【原料】 茭白 30 克，芹菜 50 克。

【制作】 将茭白洗净，与洗净切条的芹菜一同放入锅中，加入清水适量，共煮成汤。

【用法】 每日 2 ~ 3 次，食菜饮汤。

【功效】 清热除烦，降低血脂。适用于肝火亢盛型、阴虚阳亢型高脂血症患者。

◎ 西红柿冬瓜汤

【原料】 熟透的西红柿 250 克，冬瓜 120 克。

【制作】 将西红柿去蒂洗净，连皮切成薄片，备用。将冬瓜洗净后切成块，与西红柿片一起放入砂锅中，加水适量，用中火煮汤饮用。

【用法】 吃菜喝汤，佐餐食用。

【功效】 清热解毒，利尿降压。适用于各种类型的高脂血症患者。

◎ 清炖冬菇汤

【原料】 干冬菇 30 个，优质大枣 20 枚，熟菜子油 60 毫升，黄酒 60 毫升，精盐、生姜片、味精各适量。

【制作】 先将冬菇、大枣分别洗净。将砂锅内倒入清水 800 毫升，再放入冬菇、大枣、黄酒、生姜片、熟菜子油，用武火炖 1 小时，加入精盐、味精即可食用。

【用法】 佐餐食用，每日早、晚餐各 1 次。

【功效】 降低血脂。适用于各种类型的高脂血症患者。

◎ 荸荠海带玉米须汤

【原料】 荸荠 10 个，海带、玉米须各 30 克。

【制作】 将荸荠洗净，去皮切片，海带水发切丝，之后与玉米须一同放入锅中，加入清水适量，水煎成汤。

【用法】 每日 1 ~ 2 次，食菜饮汤。

【功效】 清热化痰，利水降脂。适用于脾虚湿盛型、痰浊阻滞型高脂血症患者。

◎ 嫩豆腐蘑菇汤

【原料】 嫩豆腐块 500 克，高汤 400 克，鲜蘑菇片 100 克，枸杞子、熟笋片各 20 克，葱花、生姜丝、盐、味精各适量。

【制作】 将嫩豆腐块、鲜蘑菇片、枸杞子（淘洗干净）、熟笋片一同放入锅中，加入高汤及适量清水，武火煮沸后，再加葱花、生姜丝、盐，改用文火继续煮至食物入味，用味精调味即可。

【用法】 每日 1 次，食菜饮汤。

【功效】 健脾利湿，化浊降脂。适用于各种类型的高脂血症患者。

◎ 紫菜黄瓜汤

【原料】 水发紫菜 250 克，黄瓜 100 克，盐、味精、酱油、香油、生姜末、素汤各适量。

【制作】 将水发紫菜洗净，黄瓜洗净后切成片备用。锅中放入素汤，烧沸后放入盐、酱油、生姜末、黄瓜片，武火煮沸后，加入水发紫菜及味精，淋上香油，再稍煮即成。

【用法】 每日 1～2 次，食菜饮汤。

【功效】 清热利湿，降低血脂。适用于各种类型的高脂血症患者。

◎ 海带豆腐汤

【原料】 海带 120 克，豆腐 250 克，芝麻油、精盐、生姜、葱末各适量。

【制作】 先将海带水发后洗净切丝，将豆腐切块备用。将海带与豆腐一起放入锅内，加水适量煮熟，再加入芝麻油、精盐、生姜、葱末调味即可。

【用法】 早、晚餐佐餐食用。

【功效】 益气和中，清热解毒。适用于各种类型的高脂血症患者。

◎ 苦瓜豆腐汤

【原料】 苦瓜 350 克，瘦猪肉 60 克，豆腐 120 克，精盐、味精、酱油、湿淀粉、芝麻油、植物油各适量。

【制作】 先将猪肉洗净剁成碎末，加入湿淀粉调匀。再将苦瓜洗净切片，将豆腐洗净切块，将炒锅置于火上，放入植物油烧热，放入肉末划散，加入苦瓜片翻炒几下，再放入豆腐块，加入精盐、味精、酱油调味后加水煮沸，用少许湿淀粉勾芡，再淋上芝麻油即可。

【用法】 每日早、晚餐分别食用。

【功效】 清热利胆，降血脂。适用于高脂血症合并胆囊炎患者。

◎ 蘑菇菠菜汤

【原料】 蘑菇 80 克，菠菜 120 克，精盐、味精、葱花、生姜片各适量。

【制作】 先将蘑菇切成细丝，菠菜切成小段。在锅内加水适量，烧沸后放入蘑菇丝煮 15 分钟，再放入备好的菠菜段、葱花、生姜片、精盐、味精煮沸后即可。

【用法】 佐餐食用。

【功效】 降血脂，清热利胆。适用于高脂血症合并胆囊炎患者。

◎ 苦瓜荠菜瘦肉汤

【原料】 新鲜苦瓜 250 克，瘦猪肉 120 克，荠菜 80 克，调料适量。

【制作】 先将瘦猪肉洗净切成薄片，加入盐、糖、芡粉拌匀上浆；将鲜苦瓜去瓤，洗净切片；将荠菜择洗干净。然后把荠菜放入锅内，加清水适量，用文火煮半小时，去渣，再加入苦瓜煮熟，然后放入猪肉片，煨煮 5 分钟，调味即可。

【用法】 饮汤、吃肉片与苦瓜。

【功效】 清心解暑，降脂减肥，清肝泄热。适用于肝阳上亢型高脂血症患者。

五、菜肴调养方

◎ 山楂汁拌黄瓜

【原料】 嫩黄瓜 600 克，山楂 30 克，白糖 30 克。

【制作】 先将黄瓜去皮、心及两头，洗净切成条状；将山楂洗净，入锅中加水 200 毫升，煮约 15 分钟，取汁液 120 毫升；将黄瓜条放入锅中加水煮熟，捞出；在山楂汁中放入白糖，在文火上慢熬，待糖溶化，再放入已控干水的黄瓜条拌匀即成。

【用法】 佐餐食用。

【功效】 清热解毒，降脂减肥。适用于高脂血症合并肥胖症患者。

◎ 蒜泥马齿苋

【原料】 鲜马齿苋 100 克，大蒜 15 克，盐、味精、香油各适量。

【制作】 将鲜马齿苋去根洗净，投入沸水中氽一下，捞出沥干，切成小段；将大蒜剥皮，洗净后捣成蒜泥。之后将切好的马齿苋放入碗中，加入蒜泥拌匀，用盐、味精、香油调味即成。

【用法】 每日 1～2 次，佐餐食用。注意即拌即食，不宜久放。

【功效】 清热解毒，理气健胃，利湿降脂。适用于痰浊阻滞型、脾虚湿盛型高脂血症患者。

◎ 糖醋黄瓜卷

【原料】 黄瓜 350 克，糖 10 克，醋 10 克，芝麻油适量。

【制作】 先将黄瓜洗净，切成 3 厘米长的段，再去中间的瓜瓤及瓜子，仅存其外面的皮肉，卷成卷的形状；再将糖醋调好，先放入黄瓜卷浸泡半小时，再淋上芝麻油即成。

【用法】 佐餐食用，适量。

【功效】 开胃解腻，清热解毒。适用于高脂血症、肾炎、冠心病患者。

◎ 黑木耳拌芹菜

【原料】 水发黑木耳 120 克，芹菜 250 克，精制植物油、精盐、味精、红糖、胡椒粉、芝麻油各适量。

【制作】 将水发黑木耳洗净，入沸水锅中焯一下，捞出，沥干后备用。再将芹菜去杂，洗净，入沸水锅中焯一下，捞出，切成 2 厘米长的小段，码入菜盘，并将黑木耳铺放在芹菜段上。另取炒锅置于火上，加入适量植物油，烧至六成热时，加入少许清水，再加精盐、味精、红糖、胡椒粉，兑成调味汁，倒入木耳芹菜盘中，淋入芝麻油即成。

【用法】 佐餐食用，适量。

【功效】 平肝降压，润燥祛风。适用于高脂血症、冠心病、高血压病患者。

◎ 青椒海带丝

【原料】 青椒 150 克，海带 200 克，精盐、味精、芝麻油各适量。

【制作】 先将海带用温水浸泡发，再用清水多次冲洗干净，切成丝；将青椒去蒂、去子，洗净切丝。将锅置于火上烧热，分别将青椒丝、海带下入水锅中焯一下，捞出沥干水分，一起放入盘中，加入精盐、味精、芝麻油拌匀，即可食用。

【用法】 佐餐食用。

【功效】 降脂减肥，降低血压。适用于高脂血症合并高血压病患者。

◎ 海带爆木耳

【原料】 水发黑木耳 150 克，水发海带 70 克，大蒜 1 瓣，植物油、葱花、酱油、盐、白糖、味精、香油各适量。

【制作】 将黑木耳、海带洗净，切丝备用。大蒜切成薄片，与葱花一同倒入烧热的植物油锅中爆香，再倒入海带丝、木耳丝，急速翻炒，之后加入酱油、盐、白糖、味精，淋上香油即可。

【用法】 每日 1 ~ 2 次，佐餐食用。

【功效】 活血化瘀，化浊降脂。适用于各种类型的高脂血症患者。

◎ 大蒜泥凉拌黄瓜丁

【原料】 大蒜 60 克，鲜嫩黄瓜 450 克，红柿子椒 50 克，精盐、白糖、芝麻油、味精、酱油各适量。

【制作】 将黄瓜用清水刷洗干净，再投入沸水中略焯，捞出，切去两端，顺长剖开，去掉瓜瓤，切成 1 厘米见方的小丁。将红柿子椒洗净，切成小丁备用。再将黄瓜丁、红柿子椒丁一起放入碗中，撒上精盐，腌渍 10 分钟。再将大蒜去皮，去根，洗净，放入精盐适量，捣成蒜蓉，用酱油调稀后，倒入小碗中，再加入白糖、芝麻油、味精调匀，倒在黄瓜丁和红柿子椒丁上，用筷子搅拌均匀，装盘即成。

【用法】 佐餐食用。

【功效】 祛脂减肥。适用于高脂血症合并冠心病患者。

◎ 凉拌胡萝卜丝

【原料】 胡萝卜 250 克，香菜、生姜丝、酱油、白糖、精盐、味精、芝麻油各适量。

【制作】 先将胡萝卜洗净，切成细丝，晾干待用。将香菜去杂，洗净，切碎。将胡萝卜丝放在温水中泡软，取出，控干水分，用姜丝拌和装盘，上面撒入香菜末。另取小碗，放入酱油、白糖、精盐、味精、芝麻油，调和均匀，浇在胡萝卜丝上即成。

【用法】 佐餐食用。

【功效】 祛脂降糖，明目降压。适用于高脂血症合并糖尿病患者。

◎ 芹菜拌干丝

【原料】 豆腐干 350 克，芹菜 450 克，精盐、味精、酱油、辣椒油、芝麻油各适量。

【制作】 将芹菜去掉烂根和老叶，连同嫩叶洗净，切成段，入沸水锅中焯一下，捞出沥干。再将豆腐干切成丝，入沸水锅中焯一下，捞出沥干。将豆腐干丝、芹菜段放入碗内，加入酱油、精盐、味精、辣椒油、芝麻油拌匀，装盘即成。

【用法】 佐餐食用，量随意。

【功效】 清热利湿，平肝降压。适用于高脂血症合并动脉粥样硬化患者。

◎ 绿豆萝卜灌大藕

【原料】 大藕 4 节，绿豆 200 克，胡萝卜 125 克，白糖适量。

【制作】 先将绿豆淘洗干净，浸泡 30 分钟，沥干水分、研碎；胡萝卜洗净切碎，捣成泥状；再将白糖与绿豆、胡萝卜泥调匀备用。把藕洗净，用刀切开靠近藕节的一端，切下部分留作盖，之后将调匀的绿豆萝卜泥塞入藕洞内，塞满为止，盖上留下的藕盖，用竹签插牢，上锅隔水蒸熟即可。

【用法】 每日 1～2 次，当点心食用。

【功效】　滋补肝肾，降低血脂。适用于各种类型的高脂血症患者。

◎ 银丝白菜

【原料】　白菜帮 350 克，绿豆芽 250 克，水发粉丝 100 克，芝麻酱 50 克，酱油、精盐、白糖、醋、芝麻油、味精各适量。

【制作】　先将白菜帮切成细丝，一层白菜丝一撮精盐，排放整齐，腌渍 2 ~ 3 小时。将绿豆芽与粉丝分别用沸水烫一下，捞出过凉，再沥干水分。将白菜丝轻轻挤去水分，加入粉丝与绿豆芽，再加调料，拌匀即成。

【用法】　佐餐食用。

【功效】　健脾利湿，清热润肺。适用于高脂血症合并慢性肝炎或脂肪肝患者。

◎ 凉拌苦瓜

【原料】　新鲜苦瓜 250 克，葱花、生姜末、精盐、味精、酱油、芝麻油各适量。

【制作】　将新鲜苦瓜洗净，去瓤，用沸水浸泡 3 分钟，切成细丝，拌入葱花、生姜末、精盐、味精、酱油、芝麻油，调和均匀即成。

【用法】　佐餐食用。

【功效】　清肝泻火，降压降脂。适用于高脂血症合并高血压病、肥胖症患者。

◎ 芹菜茭白拌海带

【原料】　芹菜段、茭白片各 30 克，荠菜、水发海带丝各 20 克，盐、味精、香油各适量。

【制作】　将芹菜段、茭白片、水发海带丝及洗净的荠菜一同放入沸水中焯透，捞出沥去水分，装入盘中，加入调料充分调和即可。

【用法】　每日 1 ~ 2 次，佐餐随量食用。

【功效】　清热平肝，除烦润肠，祛脂降压。适用于肝火炽盛型高脂血症患者。

◎ 芹菜凉拌海蜇皮

【原料】 芹菜 250 克，水发海蜇皮 120 克，精盐、白糖、味精、醋、芝麻油各适量。

【制作】 将芹菜洗净，去叶，除粗筋，切成 2 厘米长的段，在沸水中焯一下，捞出，控干水分。将水发海蜇皮切成细丝。然后将芹菜、海蜇皮丝一起拌匀，再加入精盐、白糖、味精、醋等调料，拌匀，淋上芝麻油即成。

【用法】 佐餐食用。

【功效】 降血脂，降血压，平肝泻火。适用于高脂血症合并高血压病患者。

◎ 三色银芽

【原料】 绿豆芽 350 克，青红椒 50 克，味精、精盐、白糖、生姜丝、芝麻油各适量。

【制作】 先将绿豆芽择洗干净，入沸水中焯过，再用凉水过凉；将青红椒去籽洗净切丝；然后将青红椒丝和绿豆芽混匀，加入适量味精、精盐、白糖拌匀后淋上芝麻油即成。

【用法】 佐餐食用。

【功效】 清热解毒，降脂降压。适用于高脂血症患者，也适用于高脂血症合并动脉硬化患者。

◎ 荠菜拌二丝

【原料】 荠菜 250 克，白萝卜丝 60 克，西瓜皮丝 30 克，盐、味精、米醋、香油各适量。

【制作】 将荠菜淘洗干净，入沸水中焯一下，捞出沥干，切碎后放入盘中。白萝卜丝、西瓜皮丝分别入沸水中焯透，捞出沥干水分，切碎后放入盛有荠菜的盘中充分拌匀，再加入盐、味精、米醋、香油充分调和即可。

【用法】 每日 1 ~ 2 次，佐餐随量食用。

【功效】 清热解毒，祛湿利水，降脂降压。适用于湿热内蕴型高脂血症患者。

◎ 大蒜拌绿豆芽

【原料】 绿豆芽 250 克，大蒜 2 瓣，香油、盐、酱油、米醋、味精各适量。

【制作】 将大蒜去皮，捣成泥状；绿豆芽淘洗干净。锅中放入清水适量，煮沸后入绿豆芽，煮 2 分钟左右捞出放入盘中，再加入蒜泥、盐、酱油、米醋、味精、香油，使其充分调和即可。

【用法】 每日 1 ~ 2 次，佐餐随量食用。

【功效】 清热和中，降低血脂。适用于各种类型的高脂血症患者。

◎ 蜂蜜蒜头

【原料】 大蒜头 1000 克，蜂蜜适量。

【制作】 将大蒜头去外皮，用刀拍碎，加蜂蜜适量，拌和均匀，腌渍 3 天后食用。

【用法】 每次 15 克，每日 2 次，细嚼后，缓缓咽下。

【功效】 益气润肠，解毒抗癌。适用于高脂血症合并高血压病或合并癌症患者。

◎ 拌三色素菜

【原料】 芹菜 150 克，绿豆芽 50 克，胡萝卜 30 克，麻油、醋、精盐、酱油、蒜泥各适量。

【制作】 将芹菜洗净后破开切段，胡萝卜洗净后切丝，与洗净的绿豆芽一起入沸水锅中焯一下，装入盘中，加醋、精盐、酱油、蒜泥、麻油，拌匀即成。

【用法】 佐餐食用。

【功效】 调脂减肥，平肝降压。适用于高脂血症、高血压病患者。

◎ 芹菜炒豆腐干

【原料】 芹菜250克，豆腐干50克，盐、味精、植物油、葱花、生姜末各适量。

【制作】 将芹菜洗净切成段，豆腐干切成丝备用。炒锅上旺火，加入植物油少许，烧至七成热，放入芹菜段、豆腐干，煸炒至芹菜熟透，再加葱花、生姜末、盐、味精，搅拌均匀即可。

【用法】 每日1～2次，佐餐随量食用。

【功效】 清热解毒，降脂降压。适用于各种类型的高脂血症患者。

◎ 香干拌芹菜叶

【原料】 鲜嫩芹菜叶450克，香干150克，白糖、精盐、味精、芝麻油、辣酱油各适量。

【制作】 先将鲜嫩芹菜叶择洗干净，放入沸水锅中焯一下，捞出过凉，沥干水分。再将香干放入沸水锅中焯一下，捞出晾凉，切成绿豆大小的丁，放入大碗内。将芹菜叶切成碎末，放入香干碗内，撒上精盐、白糖、味精拌匀，稍腌，放入盘内，淋上辣酱油、芝麻油拌匀即成。

【用法】 佐餐食用。

【功效】 益肝健脾，平肝降压。适用于高脂血症合并高血压病患者。

◎ 水芹菜拌黄豆芽

【原料】 水芹菜450克，黄豆芽250克，精盐、味精、芝麻油各适量。

【制作】 将水芹菜剔除烂根、老叶，洗净后入沸水中焯熟，沥水，切成2厘米长的段备用。将黄豆芽去根须，洗净，入沸水中煮熟，沥水，再与水芹菜段拌匀，再加适量精盐、味精，淋上芝麻油即成。

【用法】 佐餐食用。

【功效】 降血脂，降血压，滋阴润燥。适用于高脂血症合并高血压病患者。

◎ 拌鸡丝凉粉

【原料】 熟鸡脯肉100克，凉粉2张，黄瓜100克，麻油10克，米醋、味精各适量。

【制作】 将凉粉切成宽2厘米的条。熟鸡脯肉顺丝切成细丝。黄瓜洗净切成丝。酱油、米醋、麻油放在一起调成三合油，加入味精。将凉粉放入盘内，鸡丝、黄瓜丝对镶在凉粉上，浇上三合油即成。

【用法】 佐餐食用。

【功效】 补气滋阴。适用于各种类型的高脂血症患者。

◎ 腐竹拌芹菜

【原料】 芹菜350克，水发腐竹250克，酱油、芝麻油、精盐、味精、香醋各适量。

【制作】 将芹菜择洗干净，去老叶，放入沸水锅中焯一下，再用凉开水冲凉，切丝，装盘。将水发腐竹切成丝，码在芹菜丝上。味精先用凉开水化开，同酱油、精盐、香醋一起调成汁，浇在腐竹芹菜丝上，再加芝麻油拌匀即成。

【用法】 佐餐食用。

【功效】 平肝降压，祛瘀降脂。适用于高脂血症合并高血压病患者。

◎ 醋熘平菇

【原料】 鲜平菇350克，瘦猪肉120克，白糖2汤匙，猪油6汤匙，酱油、醋各适量。

【制作】 先将洗净的鲜平菇和瘦猪肉分别切片，待猪油锅烧热后放入猪肉片，用旺火翻炒后，再加入平菇片焖炒片刻，再加入白糖、酱油和少量的水，迅速搅拌，使之呈糊状，再加入适量醋调匀即可。

【用法】 佐餐食用。

【功效】 降低血胆固醇。适用于高胆固醇血症患者。

◎ 菜花黑木耳烧豆腐干

【原料】 菜花300克，水发玉兰片、水发黑木耳、水发香菇、豆腐干各50克，植物油、白糖、味精、葱花、湿淀粉、麻油、黄酒、精盐、鲜汤各适量。

【制作】 将菜花洗净，掰成小朵。玉兰片洗净，切成菱形片。黑木耳洗净，去根蒂，撕成瓣。香菇去蒂，洗净，切成薄片。豆腐干切成薄片。锅置火上，放入油烧至七成热，下入葱花炝锅，出香味后把菜花、玉兰片、黑木耳、香菇倒入，大火煸炒至熟，放豆腐干、黄酒、精盐、白糖、鲜汤，烧开后改用中火烧熟，撒味精，拌匀，用湿淀粉勾芡，淋入麻油，出锅即成。

【用法】 佐餐食用。

【功效】 调脂强身，润肤养颜。适用于各种类型的高脂血症患者。

◎ 大蒜炒鳝鱼片

【原料】 鳝鱼500克，大蒜250克，生姜末、精盐、豆粉、白糖、植物油、黄酒、水淀粉各适量。

【制作】 先将鳝鱼宰杀，去除内脏，用少许精盐腌去黏液，并且投入沸水中焯去鱼腥，切片放入碗内，加精盐、豆粉、白糖、生姜拌匀上浆。将大蒜去根洗净，切片。起油锅，投入大蒜片煸炒至八成熟时盛起。再起油锅，投入生姜末爆香，放入鳝鱼片，烹入黄酒，煸炒片刻，倒入大蒜炒匀，调味，用水淀粉勾芡即可。

【用法】 佐餐食用。

【功效】 健脾和胃，降脂减肥。适用于高脂血症合并肥胖症患者。

◎ 百合炒芹菜

【原料】 芹菜500克，鲜百合200克，精盐、味精、白糖、黄酒、植物油、葱花、生姜末各适量。

【制作】 将芹菜去根和老叶，洗净，放入开水锅中烫透捞出，沥干根部（连同部分茎）竖刀切成2～3瓣，再横刀切成约3厘米长的段。

百合去杂质后洗净，剥成片状。炒锅上火，放油烧热，下葱花、生姜末炝锅，随即倒入百合瓣、芹菜段继续煸炒透，烹入黄酒，加入白糖、精盐、味精和清水少许，翻炒几下，出锅装盘即成。

【用法】 佐餐食用。

【功效】 滋阴润肺，降压调脂，养颜美容。适用于高血压病、高脂血症患者。

◎ 豆豉蒸茄子

【原料】 豆豉 20 克，茄子 3 个，蒜泥、盐、米醋、香油各适量。

【制作】 将茄子去皮洗净，对切开，码放在盘子中，豆豉及盐撒在茄子表面，之后放入锅中蒸至茄子熟，取出加入蒜泥、米醋及香油，充分调和即可。

【用法】 每日 1 ~ 2 次，佐餐随量食用。

【功效】 降低血脂。适用于各种类型的高脂血症患者。

◎ 大蒜炒香菇

【原料】 大蒜 120 克，鲜香菇 250 克，精盐、味精、料酒、植物油各适量。

【制作】 将全部用料洗净，将大蒜切段，香菇切片，一起放入油锅中爆炒，将熟时调入精盐、料酒、味精，再翻炒片刻即成。

【用法】 佐餐食用。

【功效】 祛脂降压，温阳散寒。适用于高脂血症合并高血压病患者。

◎ 黄豆芽炖豆腐

【原料】 黄豆芽 250 克，豆腐 150 克，雪里蕻 100 克，精盐、味精、葱花、豆油各适量。

【制作】 将黄豆芽择洗干净，将豆腐切成方丁，雪里蕻洗净切成小段。在锅内放油烧热，投入葱花煸香，放入黄豆芽煸炒片刻，加适量水用武火烧沸，再放入豆腐、雪里蕻，改用文火炖至入味，加精盐、味精炒匀即成。

【用法】 佐餐食用。

【功效】 健脾益气，清热解毒。适用于高脂血症合并肥胖症患者。

◎ 草菇海米豆腐

【原料】 草菇 100 克，海米 50 克，豆腐 250 克，植物油、精盐、白糖、米醋、味精、葱、生姜、蒜、酱油、麻油、湿淀粉各适量。

【制作】 将草菇洗净，去蒂，入沸水锅中略焯，捞出，切成厚片。豆腐切成块，入沸水锅中略焯，捞出，挤干水。海米放入温水中泡透，洗净，葱切成斜段，生姜切成末。炒锅上大火，放油烧热，下生姜末、葱段、海米炸香，放入草菇片煸炒片刻，放精盐、酱油、白糖、大蒜、米醋、清水适量烧沸，下豆腐块烧至汤浓入味时，放味精，用湿淀粉勾芡，淋上麻油，出锅装盘。

【用法】 佐餐食用。

【功效】 益脾补肾，养血益精。适用于高脂血症、高血压病患者。

◎ 蒜苗烧豆腐

【原料】 大蒜苗 250 克，豆腐 350 克，精制植物油、精盐、花椒水、生姜末各适量。

【制作】 将大蒜苗择洗干净，切成 2 厘米长的段。置炒锅于火上，放入油烧热，放入生姜末炝锅后，再放入豆腐块炒碎，放入精盐、花椒水、蒜苗，炒至八九成熟即成。

【用法】 佐餐食用。

【功效】 益气和中，解毒行滞。适用于高脂血症合并高血压病、动脉粥样硬化患者。

◎ 蘑菇烧豆腐

【原料】 新鲜蘑菇 250 克，嫩豆腐 450 克，熟笋片 25 克，素鲜汤、精盐、味精、芝麻油、酱油、黄酒各适量。

【制作】 将嫩豆腐放入盆中，加入黄酒，置笼中蒸大约45分钟，取出切成小块。将鲜蘑菇洗净，放入沸水中煮大约3分钟，捞出，用清水漂净，切成片待用。在炒锅中加入豆腐块、笋片、鲜蘑菇片、精盐和素鲜汤，以浸没豆腐为度，先用中火烧沸后再移至文火上炖大约10分钟，加入酱油，味精，淋上芝麻油即成。

【用法】 佐餐食用，量随意。

【功效】 降低血脂，健脾开胃。适用于高脂血症合并脂肪肝患者。

◎ 苦瓜炖豆腐

【原料】 鲜嫩苦瓜250克，嫩豆腐250克，葱花、生姜末、精盐、味精、精制植物油、清汤各适量。

【制作】 将苦瓜洗净，去瓤后切成薄片，放在沸水中焯一下，捞出备用。再将嫩豆腐用清水冲洗，切成1.2厘米见方的小块，放入热油锅中稍炸片刻，加入清汤、苦瓜片、葱花、生姜末，用中火煨煮10分钟后，再加入精盐、味精，拌匀即成。

【用法】 佐餐食用。

【功效】 补钙降压，清热除烦。适用于高脂血症合并高血压病患者。

◎ 洋葱炒猪肉

【原料】 洋葱350克，瘦猪肉120克，酱油、花生油、精盐各适量。

【制作】 先将瘦猪肉洗净，切成丝备用，再将洋葱洗净切成片备用。然后将花生油倒入铁锅内烧至八成热时，放入猪肉丝翻炒，再将洋葱与猪肉片同炒片刻，加入各种调料翻炒即成。

【用法】 每日2次，中、晚餐佐餐食用。

【功效】 降血脂，通血脉。适用于高脂血症合并动脉粥样硬化患者。

◎ 绿豆芽炒兔肉丝

【原料】 绿豆芽250克，兔肉丝120克，生姜、精盐、白糖、白酒、芡粉各适量。

【制作】 兔肉丝120克加入精盐、白糖、白酒、芡粉等各适量腌好备用。再将生姜洗净，刮皮，切丝，将绿豆芽剪去头尾，洗净。起油锅，放入腌好的兔肉丝炒至刚熟，铲起放入盘中，另起油锅，下姜丝、绿豆芽、精盐炒至七成熟，再加入兔肉丝炒片刻，调味，放入芝麻油即成。

【用法】 佐餐食用。

【功效】 补中益气，清热解毒。适用于高脂血症合并动脉粥样硬化患者。

◎ 白萝卜炒海带丝

【原料】 白萝卜800克，海带350克，赤小豆120克，生山楂80克，甜味菊苷粉1.5克。

【制作】 将海带用冷水浸泡24小时，中间换水3次，然后洗净，切成细丝备用。再将生山楂、赤小豆、白萝卜洗净，将山楂、白萝卜切成小方块和赤小豆一起放入砂锅中，加水适量，将砂锅置于火上烧沸并且煮半小时，过滤后去除山楂、萝卜块、赤小豆，取汁备用。在铁锅中放入海带丝，药汁及甜味菊苷粉，并且加水浸没海带，烧沸后，用文火焖至汁尽，海带酥烂，即可起锅食用。

【用法】 佐餐食用，每日早、晚各1次。

【功效】 调脂减肥，化痰利尿。适用于高脂血症合并动脉粥样硬化患者。

◎ 黑木耳炒卷心菜

【原料】 卷心菜250克，水发黑木耳80克，精制植物油、芝麻油、精盐、酱油、白糖、米醋、湿淀粉各适量。

【制作】 将卷心菜去老叶，洗净，撕成大片，沥干水分。将黑木耳洗净，控干水分。然后置炒锅于火上，放油烧热，放入卷心菜、黑木耳煸炒，再加入酱油、精盐、白糖调味，入味后用湿淀粉勾芡，加入米醋，淋上芝麻油即成。

【用法】 佐餐食用。

【功效】 开胃健脾，活血化痰。适用于高脂血症合并动脉粥样硬化患者。

◎ 洋葱炒黄豆芽

【原料】 洋葱 180 克，黄豆芽 250 克，精制植物油、精盐各适量。

【制作】 先将洋葱切成 4 块，再将炒锅置于火上，加入植物油烧热后，放入洋葱块煸炒，再放入黄豆芽翻炒几下，加入少许精盐、水，用文火煨炖 10 分钟即可。

【用法】 佐餐食用。

【功效】 降脂利胆。适用于高脂血症合并胆囊炎患者。

◎ 白菜心烧香菇

【原料】 白菜心 350 克，香菇 250 克，肉汤 500 毫升，精盐、味精、猪油、胡椒粉、湿淀粉、芝麻油各适量。

【制作】 将香菇去根，放入温水中充分浸泡，洗净，挤干水分。将白菜心洗净，菜头划十字花刀，放入沸水锅中汆熟捞出，再放入凉水中泡凉，沥干水分。将炒锅置于中火上，锅烧热后加入猪油、香菇煸炒，加入肉汤、精盐、味精、胡椒粉、白菜心煮沸，改用文火将白菜心烧熟，再用湿淀粉勾芡，淋上芝麻油即成。

【用法】 佐餐食用。

【功效】 降血脂，降血压。适用于高脂血症合并高血压病患者。

◎ 清炒蘑菇

【原料】 蘑菇 450 克，葱末、精盐、味精、芝麻油各适量。

【制作】 将蘑菇去根，洗净后切成片。炒锅内放水适量，烧沸后放入蘑菇片，待蘑菇煮熟后再加入精盐、味精、葱末，淋入芝麻油即可。

【用法】 佐餐食用。

【功效】 降低血脂，调节免疫功能。适用于高脂血症合并慢性肝炎患者。

◎ 冬笋豆腐炖香菇

【原料】 香菇150克，豆腐250克，冬笋片30克，鸡汤、味精、绿菜叶、精盐、芝麻油各适量。

【制作】 先将豆腐切成小块，入沸水锅中焯一下捞出。再将香菇洗净，去蒂，沥去水分。将冬笋片入沸水锅中余后捞出。将汤锅置于旺火上，加入鸡汤、香菇、冬笋片烧沸，再放入适量精盐、味精、豆腐块和洗干净的绿菜叶，淋入芝麻油，出锅装盘即可。

【用法】 佐餐食用。

【功效】 降低血脂，调节免疫功能。适用于高脂血症合并慢性肝炎患者。

◎ 黑豆炖鲤鱼

【原料】 黑豆60克，鲤鱼1条，大蒜蓉、生姜、精盐、黄酒各适量。

【制作】 将鲤鱼去鳞及内脏，洗净，放入油锅内炸熟，再加入炖烂的黑豆和汤，烧沸，再加入调料，稍煮片刻即成。

【用法】 佐餐食用，量随意。

【功效】 补肝益肾，利水消肿。适用于高脂血症合并肝硬化腹水患者。

◎ 韭菜炒三丝

【原料】 韭菜250克，豆腐干200克，猪肉丝100克，芝麻油、花椒油、酱油、黄酒、精盐、味精、葱花、生姜末各适量。

【制作】 将豆腐干切成丝，韭菜洗净，切成3厘米长的段，将芝麻油放入锅内，加入肉丝煸炒，再加入葱花、生姜末、酱油、精盐、黄酒搅拌均匀，再加入豆腐丝、韭菜同炒几下，撒入花椒油、味精，稍拌即成。

【用法】 佐餐食用。

【功效】 健胃温阳，散瘀解毒。适用于高脂血症合并动脉粥样硬化患者。

◎ 麻辣豆腐肉末

【原料】 辣椒粉 3 克，花椒 12 粒，大蒜泥 15 克，嫩豆腐 300 克，瘦猪肉 50 克，大葱末、生姜末、胡椒粉、精盐、料酒各适量。

【制作】 先将花椒洗净，晒干后研成细末备用，再将豆腐洗净切成小方块备用。将瘦猪肉洗净，剁成肉泥，拌入大蒜泥、生姜末、大葱末、料酒、精盐。起油锅，加入辣椒粉、花椒末，炸 1～2 分钟后，再加入备好的肉泥，翻炒至肉将熟时，倒入豆腐块，加清水、精盐，翻炒后，再撒入胡椒粉拌匀即成。

【用法】 佐餐食用。

【功效】 降脂减肥，健胃消食。适用于高脂血症、肥胖症患者。

◎ 蘑菇炖豆腐

【原料】 鲜蘑菇、豆腐各 100 克，精盐、味精、精制植物油各适量。

【制作】 先将鲜蘑菇洗净，切成片状，用植物油煸炒，再加入切成小块的豆腐块和适量清水，一起煮沸，再用精盐、味精调味即成。

【用法】 佐餐食用，量随意。

【功效】 祛脂宁心，益寿延年。适用于高脂血症、动脉硬化症、冠心病患者。

◎ 酱爆茄子

【原料】 嫩茄子 500 克，精制植物油、生姜末、酱油、味精、白糖、香菜、鸡汤、精盐、芝麻油各适量。

【制作】 先将茄子洗净，去皮，切成小块。置炒锅于火上，放入植物油烧至六成热，再下入茄子块炸至金黄色，捞出装盘。在炒锅内留油少许，投入生姜末、酱油、白糖、精盐、味精、鸡汤，用文火烧入味，将汁收浓取出，晾凉后浇在茄子上，在茄子上面撒入少许香菜段，淋上芝麻油即成。

【用法】 佐餐食用，每次适量。

【功效】 醒脾开胃，活血降脂。适用于高脂血症合并慢性胃炎或冠心病患者。

◎ 三鲜冬瓜

【原料】 冬瓜500克，熟火腿50克，冬笋50克，蘑菇60克，鸡汁250毫升，葱花、精盐、味精、胡椒粉、水淀粉、芝麻油、猪油各适量。

【制作】 将冬瓜切成长方块，放入沸水中焯至刚熟时捞起；再将熟火腿、冬笋、蘑菇分别切成薄片。在炒锅中放入猪油烧至三成熟，再放入冬瓜、火腿、冬笋、蘑菇煸炒片刻，加入鸡汁、精盐、胡椒粉、味精烧至入味，用水淀粉勾芡，撒入葱花，淋上芝麻油即成。

【用法】 佐餐食用。

【功效】 消脂解腻，减肥强肌。适用于高脂血症、肥胖症患者。

◎ 鱼香茄子

【原料】 鲜嫩紫茄子350克，瘦猪肉50克，精制植物油、大蒜泥、豆瓣酱、生姜丝、葱花、料酒、湿淀粉各适量。

【制作】 将鲜嫩紫茄子洗净，去蒂后切成手指粗的条，猪肉洗净后切丝，备用。将炒锅置于火上，加入适量植物油烧至七成热时，加入肉丝煸炒，再加入大蒜泥，豆瓣酱炒至肉发红，倒入紫茄子条继续炒至皱皮，加入生姜丝、葱花、料酒，烧片刻后用湿淀粉勾芡，淋入芝麻油即成。

【用法】 佐餐食用，适量。

【功效】 宽中活血，降压降脂。适用于高脂血症合并冠心病患者。

◎ 天麻炖白鸽

【原料】 天麻、川贝母、远志各 10 克，牛膝 15 克，石菖蒲、川芎各 12 克，白鸽 1 只，芹菜 200 克，大葱、生姜、盐各适量。

【制作】 将牛膝、石菖蒲、川芎、川贝母、远志用纱布袋装上扎口；白鸽宰杀去毛杂及内脏等，洗净切块；芹菜、大葱洗净切段；天麻、生姜洗净切片。之后把药袋、白鸽肉块一同放入锅中，注入清水适量，加入葱段及天麻片、生姜片，先用武火煮沸后，改用文火慢炖，至白鸽肉快熟时，加入芹菜，继续炖至鸽肉熟烂，捞出药袋，用盐调味即成。

【用法】 每日 1 次，肉、汤及天麻片、芹菜俱食。

【功效】 祛风化痰，平肝养肝，宣窍通络，活血降脂。适用于各种类型的高脂血症患者。

◎ 鲜蘑冬瓜

【原料】 新鲜蘑菇 250 克，冬瓜 350 克，清汤、葱花、生姜末、精盐、味精、五香粉、湿淀粉、芝麻油各适量。

【制作】 将冬瓜洗净，去皮、瓤、子，切成 0.5 厘米厚的冬瓜片，备用。再将新鲜蘑菇除去杂质，洗净，连柄切成厚片，待用。置炒锅于火上，加入清汤（或鸡汤）适量，用中火煮沸后，放入蘑菇片、冬瓜片，加入葱花、生姜末，再改用文火烧至冬瓜熟透酥烂，加入精盐、味精、五香粉，用湿淀粉勾薄芡，淋入芝麻油即成。

【用法】 佐餐食用，适量。

【功效】 清热解毒，降浊减肥。适用于高脂血症、冠心病、动脉粥样硬化患者。

◎ 醋熘青椒

【原料】 青椒 350 克，芝麻油 6 克，精盐 4 克，醋 25 克，菜子油 50 克。

【制作】 先将青椒去蒂、去子，洗净，切成大块，沥干水分。将炒锅置于文火上烧热，放入青椒干煸至皱皮并显现焦斑时，倒入菜油炒至干香，再加入精盐炒匀起锅，放入盘内，再淋入芝麻油、醋拌匀即可。

【用法】 佐餐食用。

【功效】 降脂减肥，消食化积。适用于各种类型的高脂血症患者。

◎ 天麻当归炖蹄筋

【原料】 牛蹄筋100克，当归18克，白芍15克，天麻12克，红花9克，葱段、生姜片、盐、味精各适量。

【制作】 将牛蹄筋除杂洗净，切成小块，与当归、白芍、天麻、红花一同放入砂锅中，摆上葱段、生姜片，加入清水适量，置文火上炖，待牛蹄筋熟烂时，捞出当归、白芍、天麻，加入盐、味精调味即成。

【用法】 每日1次，食筋饮汤。

【功效】 平肝养肝强筋，养血活血降脂。适用于肝肾阴虚型高脂血症患者。

◎ 蘑菇烩腐竹

【原料】 鲜蘑菇150克，水发腐竹120克，黄瓜60克，精制植物油、葱花、生姜末、精盐、味精、五香粉、芝麻油各适量。

【制作】 先将水发腐竹洗净，切成3厘米长的小段，备用。再将新鲜蘑菇去杂，洗净，切成片，备用。将黄瓜外表皮洗净，去蒂（头）切开，洗净瓢腔，切成片。置炒锅于火上，加入植物油，烧至七成热时，加入葱花、生姜末煸炒出香，再加入水发腐竹段及蘑菇片、黄瓜片，不断翻炒数分钟，加入精盐、味精、五香粉熘匀，淋入芝麻油即成。

【用法】 佐餐食用。

【功效】 补益脾胃，散瘀降脂。适用于高脂血症、动脉硬化患者。

◎ 鳝鱼芹菜炒翠衣

【原料】 鳝鱼1条（约150克），西瓜皮120克，芹菜100克，葱段、生姜丝、蒜片、米醋、盐、味精、香油各适量。

【制作】 将鳝鱼活杀去杂，洗净切段；西瓜皮削去外层硬皮，洗净切成条状；芹菜去根、叶，洗净切段，入沸水中焯一下捞起。然后起香油锅，待油热后倒入鳝鱼段，炒至半熟时入西瓜皮、芹菜段及葱段、生姜丝、蒜片，翻炒至将熟时，入米醋、盐、味精，继续炒至鳝鱼熟即可。

【用法】 每日1～2次，佐餐食用。

【功效】 化痰，平肝降压，活血降脂。适用于高脂血症、高血压病患者。

◎ 莴苣炒香菇

【原料】 莴苣450克，水发香菇100克，白糖、精盐、味精、酱油、胡椒粉、湿淀粉、精制植物油各适量。

【制作】 将莴苣去皮，洗净，切成片。将水发香菇去杂，洗净，切成菱形片。将炒锅置于火上，放入适量植物油烧热，倒入莴苣片、香菇片，煸炒几下，加入酱油、精盐、白糖，入味后加入味精、胡椒粉，用湿淀粉勾芡，推匀，出锅即成。

【用法】 佐餐食用。

【功效】 降脂降压，利尿通便。适用于高脂血症、高血压病患者。

◎ 香菇烧淡菜

【原料】 水发香菇片60克，水发淡菜250克，笋片60克，精制植物油、清汤、葱花、生姜末、料酒、精盐、味精、五香粉、湿淀粉、芝麻油各适量。

【制作】 先将淡菜用温水洗净，放入碗内，加入清汤适量，上笼蒸透取出备用。然后将炒锅置于火上，加植物油适量烧至七成热，加入葱花、生姜末煸炒出香，加清汤适量及香菇片、笋片、淡菜，烹入料酒，用中火烧煮10分钟，加入精盐、味精、五香粉拌匀，入味后用湿淀粉勾芡，淋入芝麻油即成。

【用法】 佐餐食用，量随意。

【功效】 益气健脾，补虚降脂。适用于高脂血症、冠心病患者。

◎ 素炒洋葱丝

【原料】 洋葱 350 克，精制植物油、酱油、香醋、精盐、味精各适量。

【制作】 将洋葱洗净，切成细丝，备用。置炒锅于火上，加植物油适量，用旺火烧至八成热时，放入洋葱丝翻炒，加入酱油、香醋、精盐、味精，拌炒均匀即成。

【用法】 佐餐食用。

【功效】 降血脂，降血压。适用于高脂血症合并高血压病患者。

◎ 烩三元

【原料】 马铃薯、胡萝卜各 150 克，冬瓜 350 克，精盐、味精、花椒油、湿淀粉、鲜汤、芝麻油各适量。

【制作】 将马铃薯、胡萝卜、冬瓜分别洗净，用工具刀挖成或切成圆球形，放入沸水锅中焯一下。将炒锅置于火上，放入花椒油烧热，烹入鲜汤，加入胡萝卜球、马铃薯球和精盐，烧几分钟后加入冬瓜球，烧至熟烂，用湿淀粉勾芡，调入味精，淋上芝麻油，离火。将冬瓜球摆在盘中间，外圈摆胡萝卜球，最外围摆马铃薯球，浇上余汁即成。

【用法】 佐餐食用，适量。

【功效】 清热解毒，减肥降脂。适用于高脂血症合并肥胖症患者。

◎ 洋葱炒豆腐

【原料】 洋葱 250 克，豆腐 450 克，花椒粉、大茴香、桂皮粉、湿淀粉、精制植物油、精盐、味精、鸡汤、黄酒、酱油、生姜各适量。

【制作】 将豆腐切成小长方块，用油炸成金黄色。将洋葱、生姜切成小长方条。置炒锅于火上，放油烧热，再放入洋葱条、大茴香、桂皮粉、生姜条、花椒粉和酱油炝锅，然后将炸好的豆腐块及黄酒、鸡汤入锅内焖一会儿，见汤不多时放入精盐、味精，用湿淀粉勾芡，出锅即成。

【用法】 佐餐食用。

【功效】 益气健脾，降脂降压。适用于高脂血症合并冠心病患者。

◎ 莴苣木耳炒肉片

【原料】 莴苣 500 克，水发黑木耳 25 克，瘦肉片 120 克，精盐、味精、黄酒、湿淀粉、鲜汤、精制植物油、葱花、生姜末各适量。

【制作】 先将莴苣去皮，洗净，顺长部切成两半，再切成象眼片，用沸水烫一下，过凉水，控干水分。再将黑木耳泡发，择洗干净，撕成小片。将肉片放入盆内，加入湿淀粉、精盐上浆，放入热锅内，用温油滑开，捞出待用。再将适量植物油放入炒锅内，加入适量生姜末、葱花炝锅，投入莴苣片、肉片、黑木耳，翻炒几下，加入鲜汤、精盐、黄酒，待烧沸时加入味精，用湿淀粉勾芡即成。

【用法】 佐餐食用，量随意。

【功效】 清热通脉，降脂养颜。适用于高脂血症、冠心病、动脉硬化症患者。

◎ 草菇炒笋片

【原料】 新鲜草菇 350 克，油菜心 50 克，熟笋片 40 克，精盐、料酒、高汤、芝麻油、胡椒粉各适量。

【制作】 将鲜草菇去蒂，洗净，在沸水锅中汆透捞出，控干水分。将油菜心洗净，在沸水锅内烫透捞出，控干水分。置汤锅于火上，将高汤烧热，放入鲜草菇、熟笋片、油菜心烧沸，加入料酒、精盐、胡椒粉烧沸 10 分钟，出锅盛入汤碗内，淋上芝麻油即可。

【用法】 佐餐食用。

【功效】 降低血脂，预防心脑血管疾病。适用于各种类型的高脂血症患者。

◎ 鳝鱼肉炒平菇

【原料】 鲜平菇 350 克，去骨鳝鱼肉 200 克，料酒、精盐、大蒜末、植物油、酱油、味精、湿淀粉、胡椒粉各适量。

【制作】 将鳝鱼肉洗净，切成蝴蝶形片，将平菇切厚片，再将炒锅置于火上，用旺火烧热后，加入适量植物油，烧至八成热时放入鳝鱼肉片，迅速熘熟，倒出沥油。原锅留底油烧热，下入大蒜末爆香，加料酒、精盐、味精、酱油，用湿淀粉勾芡，倒入鳝鱼肉片、平菇片颠炒，淋入熟油，撒上胡椒粉即可。

【用法】 佐餐食用。

【功效】 降低血胆固醇。适用于各种类型的高脂血症患者。

◎ 香菇炒草菇

【原料】 新鲜草菇150克，香菇60克，黑木耳25克，植物油、素汤、酱油、芝麻油、白糖、精盐各适量。

【制作】 将新鲜草菇去蒂、洗净，再将香菇、黑木耳分别放入温水中浸泡，去蒂，洗净，沥干水分。置炒锅于旺火上，加植物油烧至六成热时，放入备好的香菇、草菇煸香，再放入黑木耳炒匀，再加入酱油、精盐、白糖、素汤烧入味，淋上芝麻油，出锅装盆即成。

【用法】 佐餐食用。

【功效】 降低胆固醇，预防心脑血管疾病。适用于各种类型的高脂血症患者。

◎ 芹菜炒鳝鱼片

【原料】 鳝鱼150克，西瓜翠衣（俗称西瓜皮）160克，芹菜180克，芝麻油、精盐、味精、湿淀粉、葱花、姜丝、蒜蓉各适量。

【制作】 将鳝鱼活宰，除去肠脏、骨、头，洗净，用沸水焯去血腥，切成片备用。将西瓜翠衣洗净，切条，芹菜去根、叶，洗净后切成小段，然后再放入沸水中焯一下，捞出备用。将炒锅置旺火上，锅烧热后放入适量芝麻油，油烧热后放入生姜丝、蒜蓉及葱花炒香，再放入鳝鱼片，炒至六成熟时再放入西瓜翠衣、芹菜段，炒熟后再加精盐、味精，用湿淀粉勾芡，略炒即可。

【用法】 佐餐食用。

【功效】 清热解暑，降脂健胃。适用于高脂血症合并动脉粥样硬化患者。

六、汁类调养方

◎ 白萝卜汁

【原料】 白萝卜 800 克。

【制作】 先将白萝卜放入清水中，浸泡片刻后，洗净其表皮，用温开水冲洗后，连皮切成小丁块，放入家用电动粉碎机中，搅成糊状，压榨取汁，即成。

【用法】 每日早、晚餐前饮用。

【功效】 顺气消食，护肝消脂。适用于高脂血症合并脂肪肝患者。

◎ 鲜芹菜汁

【原料】 新鲜嫩芹菜（包括根、茎、叶）500 克。

【制作】 将芹菜洗净，晾干放入沸水中烫泡 3 分钟，切细后捣烂，取汁即成。

【用法】 每日早、晚餐分别饮用。

【功效】 平肝降压，降脂减肥。适用于高脂血症合并脂肪肝患者。

◎ 黄豆丹参汁

【原料】 黄豆 2000 克，丹参 500 克，蜂蜜 300 克，冰糖 60 克，黄酒 10 毫升。

【制作】 先将黄豆洗净，去除杂质，用冷水浸泡 60 分钟，捞出，倒入锅内，加水大约 2500 毫升，用旺火烧沸，加黄酒，再用文火煮 120 分钟，至黄豆熟烂，剩下浓汁时撤火，将豆汁滤出备用。将丹参洗净，用凉水浸泡 60 分钟后，将丹参捞出入陶瓷罐内，加水用旺火烧沸后，改用文火煎 30 分钟，滤出药液为头煎，再往药渣中加水，煎 30 分钟，滤出药液为二煎。将头煎、二煎药液混合后备用。再将黄豆汁、丹参汁混合后倒入不锈钢盆内，加入蜂蜜、冰糖，加盖，置锅内，隔水蒸 2 小时，离火冷却，装瓶备用。

【用法】 每次取药汁大约 30 毫升，每日 2 次，餐后 1 小时饮服。

【功效】 益气通络，补血健脾。适用于高脂血症合并动脉粥样硬化患者。

◎ 芹菜苹果汁

【原料】 苹果 500 克，芹菜 350 克，调料适量。

【制作】 先将芹菜洗净，切碎，将苹果洗净去核，去皮切碎备用。将备好的芹菜、苹果一起放入果汁机内，加凉开水适量，绞成汁，滤去残渣，得果汁加调味剂即可饮用。

【用法】 每日早、晚餐饮用。

【功效】 利尿降压，凉血止血。适用于高脂血症合并动脉粥样硬化患者。

◎ 冬瓜牛奶汁

【原料】 冬瓜汁 250 毫升，鲜牛奶 200 毫升，绵白糖、红糖各 15 克。

【制作】 先将冬瓜汁、红糖、白糖置于容器中，然后倒入牛奶，慢速边倒边搅，充分混合均匀后，收集在杯中，加盖，置冰箱中备用。

【用法】 每日早、晚餐分别饮用。

【功效】 清热祛风，滋阴降压。适用于高脂血症合并高血压病患者。

◎ 洋葱汁

【原料】 洋葱 350 克，白糖适量。

【制作】 将洋葱洗净，捣烂取汁，兑入白糖与适量凉开水，拌匀即成。

【用法】 每日服 5 ~ 30 毫升，分 3 ~ 4 次饮用。

【功效】 降血脂，降血压，理气和胃。适用于高脂血症合并高血压病患者。

◎ 菠萝蛋清汁

【原料】 菠萝 150 克，鸡蛋清 1 个，柠檬汁、苏打水各适量。

【制作】 将菠萝去皮，榨汁，加入鸡蛋清及少量清水，搅拌均匀后，再加柠檬汁，边加边搅，再倒入苏打水搅拌。

【用法】 代茶饮。

【功效】 调脂补虚，适用于各种类型的高脂血症患者。

◎ 大蒜白萝卜汁

【原料】 大蒜头 60 克，白萝卜 150 克。

【制作】 将大蒜头剥去外表皮，将大蒜瓣洗净，切碎，剁成大蒜糜汁，备用。将白萝卜除去根、须及萝卜茎叶，洗净，连皮切碎，放入家用果汁机中搅压取汁，用洁净纱布过滤后，将白萝卜汁与大蒜糜汁充分拌和均匀，也可加少许红糖调味，即成。

【用法】 早、晚餐各饮用 1 次。

【功效】 杀菌消炎，化浊降脂。适用于气滞血瘀型高脂血症患者。

◎ 猕猴桃汁

【原料】 猕猴桃 150 克，白糖适量。

【制作】 将成熟的猕猴桃洗净，去皮，用洁净纱布挤压榨汁，加入白糖，倒入冷开水中搅匀。

【用法】 每日 2 次饮用。

【功效】 生津止渴，清热利尿。适用于高脂血症合并高血压病患者。

◎ 鲜山楂汁

【原料】 新鲜山楂 150 克。

【制作】 先将山楂洗净，切成片，入锅，加水适量，煎煮 30 分钟，用干净纱布过滤取汁，放凉后即可饮用。

【用法】 每天 1 剂，上、下午分别饮用。

【功效】 消脂减肥，消食开胃。适用于高脂血症、肥胖症、消化不良患者。

◎ 杏芹萝卜汁

【原料】 白萝卜 1 个，杏子 2 个，苹果 1 个，芹菜 30 克。

【制作】 先将芹菜、白萝卜、杏子和苹果洗净，将杏子、苹果去皮核，与白萝卜、芹菜一起放入榨汁机中搅碎榨汁，取出即可饮用。

【用法】 早、中、晚分别饮用。

【功效】 平肝泻火，降脂降压。适用于高脂血症合并肝火上炎型动脉粥样硬化患者。

◎ 刺梨蜜汁

【原料】 新鲜刺梨 250 克，蜂蜜 25 克。

【制作】 先将刺梨洗净，去皮、核，切成薄片，置于碗中，加入蜂蜜，拌匀，腌渍 1 小时即成。

【用法】 早、晚分别服用。

【功效】 降脂降压，滋补美容，软化血管。适用于高脂血症合并肝肾阴虚型动脉粥样硬化患者。

七、茶类调养方

◎ 香菇茶

【原料】 香菇（干品）5 个。

【制作】 先将香菇去杂，洗净，切成细丝，放入杯中，用煮沸的水冲泡，加盖，焖 15 分钟即可饮用。

【用法】 当茶频饮，一般可冲泡 3 ～ 5 次。

【功效】 补益胃气，降脂降压。适用于慢性胃炎、高脂血症、高血压病患者。

◎ 乌龙茶

【原料】 乌龙茶 100 克。

【制作】 每次取乌龙茶 5 克，放入有盖的瓷茶杯中，用沸水冲泡，加盖焖 5 分钟即可。

【用法】 每次 5 克乌龙茶，每日 2 次，冲泡后饮服。

【功效】 消脂减肥。适用于高脂血症合并脂肪肝患者。

◎ 芹菜银杏叶茶

【原料】 新鲜芹菜 500 克，银杏叶（干品）20 克。

【制作】 将银杏叶洗净，烘干后研成粗末，一分为二，装入绵纸袋中，封口挂线，备用。将新鲜芹菜择洗干净，保留茎、叶及连叶柄的根部，切碎，放入果汁机中，快速绞榨取汁备用。

【用法】 每日 2 次，每次取银杏叶袋放入茶杯中，加适量芹菜汁，用沸水冲泡，加盖，焖 15 分钟后饮用。

【功效】 平肝潜阳。适用于阴虚阳亢型高脂血症患者。

◎ 二子茶

【原料】 枸杞子 30 克，女贞子 25 克。

【制作】 将枸杞子、女贞子择洗干净，晒干或烘干装入纱布袋中，扎口，放入大杯中，用沸水冲泡，加盖焖 15 分钟，当茶频饮。

【用法】 每袋可反复冲泡 3 ~ 5 次，当日服完。

【功效】 滋阴补肾，散瘀降脂。适用于各种类型的高脂血症患者，尤其适用于中老年肝肾阴虚型、阴虚阳亢型高脂血症患者。

◎ 山楂菊花茶

【原料】 山楂 30 克，菊花、茶叶、茯苓、莱菔子各 15 克，麦芽、陈皮、泽泻、赤小豆、夏枯草、决明子各 10 克。

【制作】　将以上各药共同研为粗末拌匀。

【用法】　每日取 10 克放入茶杯中，用沸水冲泡，代茶饮用。

【功效】　清肝明目，降脂减肥。适用于高脂血症合并肥胖症患者。

◎ 山楂槐花茶

【原料】　山楂 15 克，槐花 15 克。

【制作】　将上述中药用水煎服，代茶饮用。

【用法】　每日 1 剂，分 3 ~ 5 次饮服。

【功效】　降低血脂，扩张血管。适用于高脂血症合并动脉粥样硬化患者。

◎ 枸杞子茶

【原料】　枸杞子 30 克。

【制作】　将枸杞子 30 克放入茶杯中，用开水冲泡后备用。

【用法】　代茶饮用，每日 1 剂，分 3 ~ 5 次饮用。

【功效】　降脂明目，补益肝肾。适用于各种类型的高脂血症患者。

◎ 杞菊茶

【原料】　枸杞子 30 克，白菊花 10 克。

【制作】　将上述二味中药水煎煮后代茶饮用。

【用法】　每日 1 剂，分 3 次饮用。

【功效】　明目养肝，降脂补肾。适用于肝肾亏虚型高脂血症患者。

◎ 姜黄陈皮茶

【原料】　姜黄 12 克，陈皮 10 克，绿茶 3 克。

【制作】　将姜黄、陈皮拣洗干净，晒干或烘干，将姜黄切成饮片，将陈皮切碎，与绿茶共研为细末，分装于 2 个绵纸袋中，封口挂线，备用。

【用法】　每次 1 袋，每日 2 次，放入茶杯中，用沸水冲泡，加盖焖 15 分钟即可饮用。每袋可以反复加水冲泡 3 ~ 5 次，当日饮完。

【功效】 散瘀降浊，活血行气。适用于各种类型的高脂血症，尤其适用于气滞血瘀型、脾虚湿盛型高脂血症患者。

◎ 山楂降脂茶

【原料】 新鲜山楂 60 克，生槐米 10 克，鲜嫩荷叶 15 克，决明子 15 克，白糖适量。

【制作】 将上述原料放入瓷杯中，加沸水适量，加盖焖 15 分钟后饮用。

【用法】 代茶饮用，每日 1 剂，不拘时频饮。

【功效】 化瘀行滞。适用于各种类型的高脂血症患者。

◎ 银杏叶甘草茶

【原料】 银杏叶（干品）10 克，甘草 3 克。

【制作】 先将银杏叶洗净，再与洗净的甘草一起烘干或晒干，研成细末，一分为二，分别装入绵纸袋中，封口挂线即成。每日 2 次，每次 1 袋，每袋可连续冲泡 3 ~ 5 次。

【用法】 每次取 1 袋，放入杯中，用沸水冲泡，加盖，焖 15 分钟即可饮用。

【功效】 清肺化痰，滋阴益肾。适用于肝肾阴虚型高脂血症患者。

◎ 大黄茶

【原料】 大黄 100 克，蜂蜜 50 克。

【制作】 将大黄洗净，晒干或烘干，研成细末备用。

【用法】 每次取大黄细末 1 克，倒入大杯中，用沸水冲泡，加盖焖 15 分钟后，再倒入 5 克蜂蜜，拌和均匀，即可饮用。

【功效】 降脂减肥，清热泻火。适用于高脂血症合并脂肪肝的患者。

◎ 三花橘皮茶

【原料】 玫瑰花、茉莉花、玳玳花、荷叶各 60 克，橘皮 10 克。

【制作】 将以上 5 味中药共同研为细末，每次取 10 克，用沸水冲泡即可。

【用法】 代茶频饮。

【功效】 健脾理气，利湿消脂。适用于各种类型的高脂血症患者。

◎ 荠菜山楂茶

【原料】 新鲜荠菜 250 克，山楂 60 克。

【制作】 将山楂去杂，洗净，切成片，盛入碗中，备用。将荠菜去杂，连根、茎、叶洗净，切碎，放入砂锅中，加足量水，用旺火煮沸后，再加入山楂片，改用文火煨煮 20 分钟即成。

【用法】 每日早、晚分别服用。

【功效】 降脂降压，行气散瘀。适用于高脂血症合并高血压病、动脉粥样硬化患者。

◎ 柿叶山楂茶

【原料】 柿叶 12 克，山楂 15 克，茶叶 4 克。

【制作】 将以上 3 味中药一起放入茶杯中，用沸水冲泡，加盖焖 15 分钟。

【用法】 代茶频饮。每日 1 剂。

【功效】 活血化瘀，降脂降压。适用于高脂血症、高脂血症合并冠心病、高血压病患者。

◎ 山楂根茶

【原料】 山楂根、茶树根、茵陈、玉米须各 10 克。

【制作】 将山楂根、茶树根研为粗末，将玉米须切碎，再将以上 4 味中药一起加水煎煮，去渣取汁。

【用法】 代茶频饮。

【功效】 降低血脂，散瘀利水。适用于高脂血症合并胆囊炎、胆石症患者。

◎ 番石榴叶茶

【原料】 番石榴叶 6 克。

【制作】 将番石榴叶去杂洗净，切碎，上笼蒸 3 分钟左右，然后晾干即成。

【用法】 每日 6 克番石榴叶，冲入沸水，浸泡 15 分钟，代茶频饮。

【功效】 消炎止泻，降脂降压，降低血糖。适用于高脂血症、高血压病、糖尿病、泄泻患者。

◎ 三黄降脂茶

【原料】 姜黄 5 克，大黄 5 克，蒲黄 5 克，大枣 10 枚，蜂蜜 10 克。

【制作】 将姜黄、大黄拣去杂质，洗净，分别切成饮片，与蒲黄一起放入绵纸袋中，与洗净的大枣一起放入砂锅中，加水适量，先用旺火煮沸后，再改用文火煨煮半小时，取出药袋，拌和均匀。停火后，加入蜂蜜，拌匀即成。

【用法】 早、晚分别饮用 1 次。

【功效】 清热泻火，益气降脂，活血散瘀。适用于各种类型的高脂血症患者。尤其适用于气血瘀滞型高脂血症患者。

◎ 红花山楂茶

【原料】 红花（干品）3 克，鲜山楂 30 克。

【制作】 先将红花拣杂，洗净后，晒干或烘干，放入绵纸袋中，封口挂线，备用。再将山楂除去果柄，洗净，切成片，与红花一起放入大杯中，用沸水冲泡，加盖，焖 15 分钟即可饮用。

【用法】 每日 1 剂，代茶频饮。一般可连续冲泡 3 ~ 5 次。

【功效】 消食导滞，祛瘀降脂。适用于各种类型的高脂血症患者。

◎ 银杏茶

【原料】 银杏叶 6 克，红糖少许。

【制作】 将银杏叶加水适量，煎煮后取汁加红糖搅匀。

【用法】　代茶饮用。

【功效】　活血化瘀，祛痰降脂。适用于各种类型的高脂血症患者。

◎ 荠菜茶

【原料】　荠菜（全草）30克。

【制作】　将荠菜去杂，保留根、茎，洗净后晒干，切碎备用。每日2次，每次取10克，放入大茶杯中，用沸水冲泡，加盖，焖10分钟即可。

【用法】　代茶频饮。

【功效】　补益心脾，凉肝降压。适用于高脂血症合并高血压病患者。

◎ 芹菜鲜汁茶

【原料】　新鲜芹菜（包括根、茎、叶）450克。

【制作】　将芹菜洗净，晾干，放入沸水中烫泡3分钟，捞出，切成细段，捣碎取汁。

【用法】　代茶分3次饮用，当日饮完。

【功效】　平肝降压。适用于高脂血症合并高血压病患者。

◎ 山楂绿茶

【原料】　新鲜山楂5枚，绿茶3克。

【制作】　先将鲜山楂拣杂，洗净后，切成片，并且将其核敲碎，与茶叶一起放入茶杯中，用沸水冲泡，加盖，焖15分钟即可饮用。

【用法】　当茶频饮，一般可冲泡3～5次。

【功效】　活血化瘀，清热降火，健胃消食。适用于气滞血瘀型高脂血症患者。

◎ 山楂荷叶茶

【原料】　山楂30克，荷叶15克。

【制作】　将上述2味中药加清水2碗，煎至1碗，去渣留汁即成。

【用法】 代茶，频频饮用。

【功效】 活血化瘀，清热解暑，降低血脂。适用于气滞血瘀型高脂血症患者。

❤ 爱心小贴士

喝茶能降脂吗？

现代研究表明，茶叶中所含有的生物碱具有强心利尿作用，且所含挥发油和鞣酸可以消食解腻。长期饮茶，能延年益寿，尤其是饮较浓的茶水效果更显著。实验表明，肥胖的人每天饮用3杯"普洱茶"，1个月后可降低血脂和体重。茶叶中含量最多的茶色素，具有明显的抗动脉粥样硬化形成作用，并可促进纤溶和降低血小板黏附率。茶叶中的芳香物质可溶解脂肪，解除油腻，帮助消化，促进吸收。茶叶中所含的天然维生素C、维生素E及硒等生物活性物质，可清除对人体有害的氧自由基，具有降低血脂、防治动脉粥样硬化、抗衰老等作用。茶叶中的茶多酚能改善血管的通透性，有效地增强心肌与血管的弹性，降低血压。所以说，中老年人经常饮茶、饮淡茶对防治高脂血症，预防心脑血管病有很好的保健作用。

有关资料表明，绿茶降低胆固醇最有效，其次为茉莉香片、乌龙茶、铁观音和普洱茶。荷兰一个研究小组对552人长达25年的观察显示，喝茶可预防中毒，每日喝茶4.7杯以上者比喝茶不到2.6杯者发生脑卒中概率少69%，并认为和茶中含有丰富的类黄碱素有关。日本有人观察，每日喝茶不少于10杯者比喝茶少于3杯者平均寿命要长5～7年。并认为用热水冲泡的茶，第一、二道茶最有营养价值。以上事实充分说明了，茶对高脂血症、心脑血管病是一种很好的保健饮料。

运用茶叶防治高脂血症，持之以恒方可见效。另外，喝茶降脂不可"牛饮"，要以清淡为佳，适量为宜。即泡即饮，饭后少饮，睡前不饮，有并发症者慎饮。

第四章

··············

高脂血症的运动调养

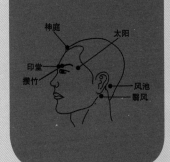

第一节　运动调脂

一、运动对健康的好处

流行病学研究表明，有相当一部分高脂血症患者生性喜静，贪睡少动，或者工作繁忙，久坐不动，缺乏最基本的运动锻炼，致使人体气血不畅，津液输布不利，久之导致血脂升高，引发高脂血症、肥胖症、糖尿病、冠心病、高血压病等"现代文明富裕病"。对这些疾病的防治，实施运动调养方式是十分重要的。

运动锻炼对人体健康有如下益处。

（1）调节血胆固醇及甘油三酯水平，降低血压，增加高密度脂蛋白含量。

（2）提高内分泌功能，帮助消化，预防体重增加，调节和改善全身各系统器官的功能，延缓衰老过程，改善睡眠，控制情绪，使人能够更加有效地工作。

总之，体育运动锻炼能够增强人的体质，提高免疫力、运动能力和运动耐力，改善并增强人的体质，从而有助于防病治病、延年益寿，提高生活质量。对于高脂血症患者来讲，运动锻炼是一种重要的康复手段。

二、运动调脂的机制

一般认为，改善并调整饮食结构、有效控制体重、适度增加体育锻炼是防治高脂血症的最基本措施。研究表明，运动可使血清胆固醇、甘油三酯及致动脉粥样硬化脂蛋白（如低密度脂蛋白和极低密度脂蛋白）含量降低，另一方面又能使具有抗动脉粥样硬化作用的高密度脂蛋白含量增高，有利于预防动脉粥样硬化病变的发生和发展。医学研究表明，高脂血症与许多疾病有密切关系，最重要的是可以导致动脉粥样硬化，对人体产生严重危害。美国科学家曾收集过 10 年中马拉松运动员死亡后的研究报告，经尸体解剖和组织切片，证明无动脉硬化，相反，他们营养心脏的冠状动脉是扩张的。在研究报告中，也没有发现马拉松运动员因动脉硬化导致心脏病猝发而死亡的。美国学者曾对 83 例心肌梗死幸存者在参加一项中等强度运动锻炼（即美国心肺血研究所的运动处方，包括竞走、慢跑步和体操等，每周 3 次，每次 45 分钟，并在严格的医疗监护下进行）之后进行检测，血清高密度脂蛋白－胆固醇含量平均为 1.22 毫摩尔 / 升，而不参加运动者则仅有 1.04 毫摩尔 / 升。

运动不仅能直接消耗能量，而且能促进新陈代谢，改善神经、内分泌系统的调节功能，促进脂肪代谢。运动可以降低血浆胰岛素含量，使脂肪分解作用得到加强，减少脂质沉积或脂肪组织的堆积。运动可以加强肾上腺素和去甲肾上腺素等脂解激素的活性，加强对甘油三酯等血脂的水解过程，因而可以减少血浆内甘油三酯的浓度和降低胆固醇含量。

运动对机体的脂质代谢确实具有积极的影响，它能使脂质代谢朝着有利于健康的方向发展；进一步研究表明，肌肉运动可使血液内游离脂肪酸和葡萄糖的利用率提高，因此，脂肪细胞释放出大量的游离脂肪酸而使脂肪细胞缩小，又可使多余葡萄糖被消耗掉而不转化为脂肪，从而减少了异生脂肪的聚积，而达到调脂减肥的目的。

第二节　运动原则及不同患者的运动方法

一、运动原则

运动对血脂的良性调节作用提示我们无论是从预防还是从治疗高血脂的角度，均应积极参加体育运动，但必须遵循下述原则。

◎ 掌握合适的运动时间

大多数人都认为清晨和傍晚是运动的最佳时机，但研究表明，日出前和傍晚为污染高峰期，最合适的运动时间为上午 10 点左右，下午 3 点左右，以及吃过晚饭的两个小时以后。中青年高脂血症患者受上班、工作、家务等客观因素的影响，运动可以安排在晚饭后进行。老年高脂血症患者，时间比较充裕，在上下午或者晚饭后均可。

◎ 选择合适的运动持续时间

每次的运动时间应控制在 30 ～ 40 分钟。并且在运动开始之前，先进行 5 ～ 10 分钟的预备活动，使脉搏缓慢升至适宜范围，然后开始运动 20 ～ 30 分钟。为避免立即停止运动后出现心脏缺血或自主神经不平衡等症状，高脂血症患者在运动终止前要有 5 ～ 10 分钟的减速期。

◎ 掌握合适的运动量

在一般情况下，在锻炼前可以先测 1 分钟的脉搏数，锻炼后再测 1 次。如果运动量适宜，正常健康老年人运动后的最高心率不要超过 170 减去年龄数。譬如年龄为 60 岁，则运动后最高心率应掌握在每分钟 110 次的水平。而且在 1 小时内能恢复正常。这样的心率反映了一般老年人身体中氧的需要量和消耗量之间的平衡，这种强度对老年人是适宜的。

如果运动之后，锻炼者食欲增加，睡眠良好，情绪轻松，精力充沛，即使增大运动量也不感到疲劳，这是动静结合、运动量适宜的表现。反之，如运动后食欲减退，头昏头痛，自觉劳累汗多，精神倦怠，说明运动量过大，应酌情减量。如减少运动量后，仍出现上述症状，且长时间疲劳，则应当做身体检查。

◎ 选择最佳的运动频率

对于体质较强的中青年人，每周可以安排运动 3 次或隔日 1 次，每次持续 40 ～ 60 分钟，同时可以选择运动量较大的项目，如游泳、跳绳、中快速跑等。对于体质虚弱的老年高脂血症患者来说，由于机体代谢水平降低，运动疲劳后可能需要很长时间才能恢复，因此老年人的运动频率可视情况增减。在运动时，最好选择运动量较小的项目，如散步、做健身操、慢跑等，每周 4 ～ 5 次，每次持续 20 ～ 30 分钟。症状严重的老年高脂血症患者在进行锻炼时，身边最好有家属陪伴，以保证安全。

◎ 选择合适的运动项目

运动要以有节奏、重复性、轻中等运动项目为宜。患者应当根据自身的情况，选择对自己适宜的运动项目，例如，选择长距离步行或远足、慢跑、做体操、骑自行车、练太极拳、游泳、爬山、打乒乓球、打羽毛球、打网球、做迪斯科健身操等。

二、不同患者的运动方法

◎ 高脂血症合并高血压病患者的运动方法

高血压病是一种慢性疾病，血压长期持续增高，再加上血脂增高，不但容易促进动脉粥样硬化的形成，而且易并发高血压脑病、高血压性心脏病、冠心病、脑血管意外及肾功能不全等。所以医护人员必须根据患者体力、病情、心功能状况，正确指导高血压病患者的工作及活动。

高血压病患者不宜进行剧烈活动，不宜从事过分劳累或容易激动的工作，避免血压突然升高，加重心脏负担或引起脑血管意外。

早期高血压病患者可参加工作，但不要过度疲劳，要进行一些力所能及的体育锻炼，例如散步、慢跑、做工间操等，进行体育锻炼时，收缩压升高，并伴有心排血量和心率增加，但舒张压不升高，经过一个时期锻炼后，静息血压可下降。日久，血脂也见好转。

对心率偏快的轻度高血压病患者，可以指导进行做体操、骑自行车、划船、游泳等运动。这些运动可刺激副交感神经、抑制交感神经活动，而收到治疗效果。

晚期高血压病患者，血压持续增高，如合并其他疾病，应当注意卧床休息，尽量减少活动。

◎ 高脂血症合并脂肪肝患者的运动方法

　　脂肪肝为高脂血症患者体内积存了大量的高热量脂肪，除了减少脂肪的摄入外，增加脂肪消耗也可以有效地减少体内的脂肪堆积。运动是耗能较多的生命活动，其良性调节血脂的作用已经得到临床证实，因此加强运动对脂肪肝合并高脂血症患者是极为有利的。

　　脂肪肝合并高脂血症患者运动疗法的要点如下。

　　（1）运动强度不宜过大。

　　（2）运动量应当逐渐增大，以稍感劳累为度。

　　（3）运动锻炼要坚持不懈，既治病又健身。

　　（4）运动项目可以选择跑步、爬山、游泳、骑自行车等。

◎ 高脂血症合并糖尿病患者的运动方法

　　体力活动减少及体重增加是发生非胰岛素依赖型糖尿病及高胆固醇血症的病因之一，所以糖尿病患者进行体育运动疗法也是降低血糖的主要措施之一。

　　运动量应当根据各患者的体力、心脏情况、血压及并发症的程度而定。运动负荷量由轻量开始逐渐增加，运动时间由短时间逐渐延长。运动时间长的患者，应当随身携带糖类（碳水化合物）食品，以防低血糖。对于血糖控制很不稳定、合并增殖性视网膜病变、严重的神经病变或动脉硬化性心脏病等糖尿病患者，不宜进行负荷量较大的运动。1型糖尿病患者或重度2型糖尿病患者，由于胰岛素严重不足，经体育运动，肝糖输出量显著增多，葡萄糖的利用减少，血糖升高，病情加重，因此不适于体育疗法。有严重心血管合并症者、在各种药物治疗过程中易发生低血糖者、合并急性感染者，空腹及饭前都不应使用运动疗法。

　　对于肥胖患者，尤需进行适当的运动，以利减轻体重。长期有规律的运动可取得下列效果。

　　（1）体育运动疗法可以增加肌肉组织胰岛素受体数量，提高对胰岛素的敏感性，促进肌肉组织摄取和利用葡萄糖，进而降低血糖和血脂。轻型糖尿病患者，不用药物就可以控制血糖。使用胰岛素治疗患者，同时进行适当的体育运动疗法可以减少胰岛素用量，一般每天可以节省胰岛素用量 4 ~ 16 单位。

（2）在控制饮食的情况下，进行体育运动疗法能够减轻体重，使体重维持在一个理想范围。

（3）运动可以降低血液循环中极低密度脂蛋白（VLDL）与低密度脂蛋白－胆固醇（LDL-C）、甘油三酯及胰岛素水平，因此有利于防止心血管并发症的发生。

（4）增强患者的工作能力，提高患者的生活信心。

◎ 高脂血症合并肥胖症患者的运动方法

流行病学的观察表明，体育活动不一定能够明显减少体重，但参加运动的肥胖症患者比不参加运动患者有更少的患病危险性，主要原因之一就是可降低血中低密度脂蛋白－胆固醇，升高高密度脂蛋白－胆固醇。如果用膳食达到了减低体重的目的，用体力活动和运动来巩固减肥的成果是非常有效的。但这并不意味着在开始控制食物时，无法同时加强体育活动。因此，减肥者参与体力劳动和体育运动应当受到鼓励，而且应当列入整个计划中。

体力活动作为高血脂合并肥胖症的治疗手段，是一项基本的措施。采取加强运动的方法已经受到广泛的注意，由于体重受摄入食物量与消耗能量这两种相互作用的影响，如果摄入量恒定，而体力活动量相当大，体重便会减轻。高血脂合并肥胖症患者可以根据自己的爱好和条件选择长跑、游泳、爬山及打篮球、踢足球等运动项目，持之以恒，一定可以取得很好的效果。

◎ 老年高脂血症患者的运动方法

老年高脂血症患者的运动与中青年人不同，肥胖的老年人多伴有冠心病、高血压病、脂肪肝等，因体形肥胖、行动笨拙，加之运动减肥心情急切，运动不当还会发生意外。

老年高脂血症患者的运动，首先要经过医生检查确认后方可进行运动，倘若体质较好，可进行自我检查，如连续下蹲 10 ~ 20 次或原地跑 15 秒，未出现气促、胸部不适便可运动。

运动最好参加集体锻炼，或有人陪练，患者最好带急救药或健康记录卡，以便出现紧急情况时了解病情并及时用药。运动量要逐渐增加，速度不宜过猛。

要掌握循序渐进的原则，由慢到快，由易到难，由简到繁，逐渐增加时间。运动前要稍加活动，以全身性运动为主，避免某一肢体或器官运动过度，可以选择散步、慢跑、打太极拳、练八段锦、局部按摩及进行日光浴、药浴等。

在运动时呼吸要自然均匀，注意采用腹式呼吸；尽量避免屏气或过分用力，不要做倒立，不要身体突然前倾、后仰或做急速旋转动作，以免摔倒或发生意外；不宜做快跑及长时间的运动。

时间要选择在清晨，运动后要适当休息，保持良好的睡眠，使之形成一个良性循环。

◎ 女性高脂血症患者的运动方法

女性高脂血症患者的运动疗法要考虑其生理特性。高血脂妇女参加体育锻炼利于减肥、降脂，还可以通过锻炼来加强全身体力和全身的耐力，同时通过锻炼可以加强盆腔肌肉、腹部肌肉的力量，对于保持内生殖器的正常位置及预防妇女疾病（如子宫脱垂、子宫位置不正常等）大有益处。

女性的运动减肥要从年龄和本人的兴趣爱好上加以选择。年轻的女性可以选择散步、游泳、练武术、做体操、转呼啦圈等；中年的女性可以考虑散步、打太极拳、练八段锦、骑自行车等，尤其以散步减肥最为合适。

为什么要养成运动的好习惯?

在现代社会生活中,人们往往过着坐着做事、出门以车代步、上楼有电梯的安逸生活,致使血中胆固醇和脂肪沉积而侵害循环系统。

1995年10月,世界卫生组织和国际体育运动医学联合会体育运动健康委员会共同发表了一份题为《为健康而运动》的声明,呼吁各国政府将加强体育运动和促进健康作为公共政策的一个重要方面加以考虑。并提出了在人类中开展体育运动的新倡议,内容包括以下几个方面。

(1)应当将每天运动作为健康生活方式的基础,体育运动应当重新安排,成为每日生活中不可缺少的一项内容。第一步可以从使用楼梯代替电梯开始,短途上班时应提倡走路或骑自行车。

(2)为儿童和青少年提供运动设施,使他们每个人都有机会参加有趣的运动,以使他们养成终身进行体育运动的习惯。

(3)鼓励成年人逐步增加习惯性的运动,每天至少进行30分钟一般强度的体育运动,如快步走、爬楼梯等;强度大的运动,如慢跑、骑自行车、田径运动(足球、网球等)及游泳等均会有更好的强身健体的作用。

(4)必须给妇女提供更多的机会,并鼓励、敦促她们参与到有益健康的锻炼当中来。

(5)应当鼓励老年人过有积极运动的生活,以保持其行动上的独立自主,减少身体损伤的危险性,增加优质的营养,从而确定他们的社会角色并重建社会关系。

(6)给残疾人或慢性病患者提供运动方面的建议,并根据他们的需求提供适当的设施。

(7)应当更广泛地宣传从任何年龄开始运动都会有益的观念,所谓运动不分长短先后。

第三节　常用的运动方法

一、步行

步行运动包括散步、慢步行走、快步行走等，慢步行走和快步行走合称为医疗步行。人在快步行走时能量消耗增加，并从体内储存的脂肪中获得额外增加的能量需要。在运动后恢复期，则会从血液中提取膳食脂肪来补充脂肪储存库，从而使血脂水平下降。

对高脂血症患者来说，步行运动最易执行，节奏、时间最灵活且好掌握，副作用小，不需要特殊设备和环境条件。

◎ 散步

（1）散步适用于中度以上的高脂血症患者及并发肥胖症、高血压病、冠心病、糖尿病、溃疡病患者。

（2）锻炼要点。①每次散步宜持续30分钟左右。②散步速度以每分钟60～100步为宜。③散步时，呼吸要平稳，脉率每分钟不大于（170-年龄数），如65岁的人，其散步时脉率不应大于每分钟（170-65）次，即105次。

（3）注意事项。①由于散步是一种速度缓慢、全身放松的步行，是一种全身性有氧运动，因而须选择空气清新、道路平坦、有阳光、有树木的场所，避开雾天。②年老体弱者须结伴而行。③高脂血症伴严重心肺功能不全及伴高血压病且其舒张压大于14.6千帕（110毫米汞柱）时，不得外出散步。

◎ 医疗步行

（1）医疗步行适用于轻度或中度高脂血症患者，对高脂血症伴轻、中度肥胖症患者亦可照此办理。

（2）锻炼要点。①挺胸、抬头、直膝，大步走或快步走，双手在体侧自然地大幅度摆动。②行走的距离可以从400米开始，逐渐增加到800米，再增加到1000米往返。③行走的速度一般为每分钟80～100米。④完成增加路程后可选择一段坡路（坡度以5°～15°为宜）进一步增加运动强度。⑤每次锻炼中途可休息3～5分钟。⑥步行运动在一日内任何时间、任何地点都可进行。

（3）注意事项。①行走的距离、速度及坡路选择应视自己的体力和病情而定，不可加速过快。②病情较重者初始步行距离和速度可更低些，如可从200米往返开始，速度可慢于每分钟80米。③有人认为清晨或晚餐后1小时且在远离马路的地方进行更为有益。④步行持续时间要制订计划，逐步增加，循序渐进，且贵在坚持。⑤对高脂血症伴严重心肺功能不全及Ⅲ期(重度)高血压病患者，不宜在室外进行医疗步行。⑥如运动中出现极度疲劳或原有症状加重，应暂停锻炼。

二、慢跑

慢跑可增加能量消耗，提高基础代谢，有助于防止更多的能量转化为脂肪。不仅能降低血脂，还可以防治高血压病、冠心病、肥胖症、神经衰弱、关节炎等病症。经常慢跑锻炼的肥胖者，不但脂肪组织可以减少，而且脂肪细胞也能减少。

慢跑宜在安静、空气清新的公园内进行，要根据自己的实际情况量力而行，快慢程度根据年龄与体质具体安排。初跑者，以50米/分钟开始，每次不少于10分钟（每增加一级运动量，都要先适应1～2周的时间）。进行1～2周后，将速度增加至100～150米/分钟，每次不少于30分钟。慢跑过程中将脉搏维持在每分钟170或180次减去年龄的范围内。例如，60岁的人慢跑心率在每分钟180-60=120次。高脂血症合并高血压病等慢性病患者，特别注意不可快跑，跑步的距离也可短些。

◎ 慢跑方法

（1）**慢速放松跑**　快慢程度根据各人的体质而定，老年人和体弱者一般比走步稍快一点。最大负荷强度不应使心率超过180减年龄，如60岁老人应控制在180-60=120次/分钟以下，呼吸也以不喘大气为宜。跑步时，步伐要轻快，全身肌肉放松，双臂自然摆动。运动量以每天20 ～ 30分钟为宜。

（2）**反复跑**　以一定的距离作为段落，进行反复多次的跑步，段落可长可短，短者100 ～ 400米，长者1000 ～ 2000米，视各人情况而定。初练反复跑者可采用较短距离的段落，跑的次数也不要太多，一般以10次 ×100米或5次 ×200米为宜，在两个跑段之间可以慢走几分钟作为休整。

（3）**变速跑**　跑时快一阵慢一阵，而且把慢跑本身作为两次快跑之间的恢复阶段。在平时进行变速跑锻炼时，快跑段落的距离及其数目应加规定，并且必须以同样速度跑完所有的快跑段落。比如在使劲快跑400米之后，以慢跑一定距离或时间作为休息，然后再快跑400米，接着又慢慢跑，如此快慢交替，周而复始。

（4）**原地跑**　原地跑是一种不受场地、气候、设备等条件限制的跑步锻炼方法。初学者以慢跑姿势进行较好。开始可只跑50 ～ 100复步，锻炼4 ～ 6个月之后，结合自己身体情况和锻炼效果，每次可跑560 ～ 800复步。在原地跑时可以用加大动作难度的方法控制运动量，如采用高抬腿跑等都可使运动强度加大。

（5）**定时跑**　定时跑有一种是不限速度和距离，只要求跑一定时间；另一种有距离和时间限制，如在6分钟之内跑完800米，以后随运动水平提高可缩短时间，从而加快跑的速度。这种跑步方法，对提高年老体弱者的耐力、体力大有益处。

◎ 注意事项

（1）任何时候开始慢跑，就是有效果的。但慢跑应量力而行，循序渐进，开始慢跑时距离不应太长，速度不宜太快。

（2）慢跑后略有疲惫感是正常的，但如果经过一夜休息后，仍感觉四肢无力、精神不振，说明慢跑运动量过大，应及时减少运动量，甚至休息。

（3）慢跑时应选择平坦的路面，不要穿皮鞋和塑料底鞋，在水泥路面上跑时，应穿厚底胶鞋为好。

（4）慢跑中可交叉进行散步，跑步完成后可缓慢步行一会儿，或做体操等。

（5）每周至少跑3次以上，否则达不到预期的效果。

（6）老年人、心脏功能有明显损害、体质较差者，应在医生指导下慢跑，并且运动时身边最好有人陪同。

三、跳绳

跳绳是一种快跳跃性运动，其运动强度比较大，既可以锻炼速度和耐力，又可以锻炼全身的平衡能力和协调能力等，且由于运动较剧烈、消耗体能较多，因此，对高脂血症患者及伴有肥胖症患者具有较好的降血脂和减肥作用。跳绳动作多种多样，基本原则是双脚必须同时离地。但近年来发展为跳绳与舞蹈、武术、体操相结合，即持绳可以左右甩打，也可以为绳操、绳舞、绳技。不仅加大了跳绳的难度与强度，也提高了趣味性，是一种很有前途的降脂减肥运动，尤其适合青少年肥胖症合并高脂血症患者。

对于中老年高脂血症及并发肥胖症患者来说，采用缓慢的左右脚轮跳的跳绳运动可以代替健身慢跑。且跳绳又不受时间、气候和场地条件的限制，所以，是一种极受欢迎的降脂减肥、强身健美的极佳运动。

◎ 跳绳方法

先掌握一般的跳绳法，即双手握绳的两端，向前甩绳，双脚同时跳起，让绳从脚下经过，可双脚跳，也可左右脚轮换单跳，每次连跳20次。每次连跳后可休息1分钟，再继续下一次连跳。制订适合自己的运动计划，并循序渐进。每时间段运动可控制在 30 ~ 60 分钟，使心率保持在 100 ～ 200 次 / 分钟。

◎ **注意事项**

选择跳绳的长度，以脚踩绳的中间，其绳两端与肩平齐为宜。甩绳跳过绳时，要求绳不能触身，并做到甩绳有弧度，跳绳有弹性。锻炼时，以空气新鲜、地面平整的场所为宜。避开雾天，倘遇阴雨、冰雪天气，亦可选择合适的室内场所。跳绳的速度可视各人的体力情况而定，自行调节。严重高脂血症伴心肺功能不全患者，不宜练习跳绳运动。

四、游泳

游泳可有效消耗人体热量，运动和生理学者测试表明，如果在水中游 100 米，可消耗 100 千卡热量，相当于陆地跑 400 米，或骑自行车1000 米。

长期游泳，能够增强心脏的收缩力，使血管壁厚度增加、弹性加大，心输出血量也会随之增加，锻炼出一颗强而有力的心脏。在游泳时水的浮力、阻力和压力对人体是一项经济实惠的全身按摩，还能够起到健美形体的作用。

◎ **游泳方法**

（1）游泳时宜将心率保持在最大心率（最大心率 =220- 年龄）的80% 左右。可以这样测，游一段时间后，对着表数脉搏在 6 秒内跳多少次，后面加个 "0" 就是 1 分钟的心率。

（2）尽量减少休息时间，直到下一个来回比上一个减少 10 秒时，才可稍作休息。

（3）快速短距离游，这样能更大限度地消耗热量。

（4）每次游泳的时间应控制在 40 分钟以上，为了不极度透支体力，最好隔 1 天游 1 次。

（1）饭前饭后、剧烈运动后、月经期禁止游泳。

（2）在不熟悉的水域，以及不做准备活动的前提下禁止游泳。

（3）在下水前必须做热身运动。在岸上做弯腰、压腿、摆手等可伸展四肢的舒缓运动，可增加肌肉的协调性，有利于防止游泳时发生抽筋，减少下水后遭遇意外的可能。

（4）下水前要穿上游泳衣，戴上游泳帽和游泳镜，耳朵易进水者需戴上耳塞；初学游泳者、儿童、体弱的中老年人应当带上游泳圈。

五、爬山

爬山运动可以称得上是"心血管体操"，是一项延年益寿的运动。它可以增加心跳、心排血量，改善各器官功能。此外，爬山也可以增加肺活量，改善心肺功能；改善骨组织的血液供应，预防骨质疏松；还可以改善胃肠的消化功能，刺激肠的蠕动，对改善便秘极为有效。

比如，一个体重 70 千克的人，以每小时 2 千米的速度在 70° 的坡度上攀登 30 分钟，所消耗的热量约为 500 千卡，相当于以每分钟 50 米的速度在游泳池里游 40 分钟，或者在健身房连续做仰卧起坐训练 40 分钟。所以说，爬山是户外活动中最能降脂减肥的一项运动。

◎ 爬山方法

如果在爬山过程中，身体状况完全符合以下三点，那么降血脂的功效就会倍增。

（1）最好选择坡不太陡的沙土地山体，如果选择混合土或太硬的石面路会对膝关节有一定的伤害。

（2）爬山运动以每周 2 ~ 3 次为宜，登山时间最好选在下午。

（3）老年人在爬山时最好拄一根拐杖，身体注意前倾，以适应向上攀登和前进的需要。要尽量选择较为平坦的道路，防止摔倒或崴脚。

（1）一个健康成人的正常心率为 60 ~ 100 次 / 分钟，爬山后心率要超过正常心率的 50% 或 60%。

（2）登山过程中要出汗，但不宜大汗淋漓。

（3）运动之后有疲劳的感觉才有效。

（4）如果在登山过程当中，身体状况完全符合上述三点，那么降血脂的功效就会倍增。

（5）在爬山的过程中也要注意随时补充水分，有条件的可以选择含有适当糖分及电解质的饮料，可尽快减轻疲劳感，恢复体力。

（6）在爬山前最好先做一些简单的热身活动，然后逐渐加大强度，避免呼吸频率在运动中发生突然的变化。

（7）在爬山时应当结伴同行，相互照顾，不要只身攀高登险。

六、骑自行车

骑自行车锻炼的好处是不限时间、不限速度。骑自行车有益于提高中老年高脂血症患者的心肺功能和消化功能，还能促进血液循环和新陈代谢。自行车运动是需要大量氧气的运动，可以强化心脏功能，同时防止高血压病，有时比药物更有效。

◎ 骑车方法

（1）有氧骑车　以中速骑车，一般要连续骑 30 分钟左右，配合深呼吸，有效促进脂肪的燃烧。适于高脂血症合并肥胖症患者。

（2）强度型骑车　以中速骑车，每天连续骑 1 小时以上，可以有效地锻炼心血管系统，起到预防心脑血管疾病的作用。适用于健康人或者血脂偏高的青年人群。

（3）力量型骑车　增加骑车的力量，可采用载重物，或者骑上坡路的方式，有效提高双腿的力量或耐力，预防大腿骨骼疾病。

（4）脚心骑车　用脚心踩脚踏板，可以使脚心上的穴位得到有效的按摩，起到强身健体的保健功效。此外，每次骑车时，用一只脚蹬车 30 ～ 50 次，然后再换另一只脚，每天 1 次，减肥功效非常好。

◎ **注意事项**

（1）以自行车为锻炼方式者，应避开上下班人员流动的高峰期，把锻炼时间安排在清晨或运动场内进行。

（2）在公路上骑车锻炼时，由于车辆、行人多，车速不宜太快，还应注意遵守交通规则，以免发生交通事故。

（3）骑自行车锻炼前，最好将车座的高度和车把的弯度调好，行车中要保持身体稍向前倾，不要用力握车把。

（4）下雨、下雪、刮风等天气异常时不宜骑车锻炼。

（5）骑车减肥初期，不可太剧烈，以防受伤，时速 15 ～ 20 千米（心跳 120 ～ 130 次 / 分钟，踏板回转 60 ～ 70 转 / 分钟）。减肥后期，可适当增加骑车时间和速度，但一定要保证安全。

七、健美操运动

降血脂健美操运动适用于中老年高脂血症伴有颈肩退行性病变及胸腹部脂肪堆积者。目的在于提高人体新陈代谢率，改善身体素质，消除体内多余的脂肪，减轻精神压力，保持健美体形，降脂减肥、健美强身。

◎ **具体方法**

（1）**转体运动** 两足开立，与双肩同宽，两手叉腰，上体向左转动至最大限度，还原。依此法再向右转动至最大限度，还原。连续转体 20 ～ 40 次。

（2）**手摸足踝** 两足开立，比肩略宽，上体前屈，两臂侧伸展，与地面平行，转肩左手摸右足外侧（踝部）；转肩右手摸左足外侧（踝部），重复 10 次。

（3）**下蹲起立** 两足开立与肩宽，下蹲，膝关节尽量屈曲，起立，再下蹲，连续做 30 次。

（4）**仰卧起坐**　仰卧位，两手上举向前，带动身体向上坐起，还原，再坐起，连续做 30 次。

（5）**对墙俯卧撑**　面对墙站立，距离墙 80 厘米左右，两手掌贴墙做双臂屈伸练习，连续做 30 次。

（6）**原地高抬腿**　两足并立，两臂下垂，掌心紧贴同侧大腿外侧面，先将左足抬高至尽可能高位，下踩；再将右足抬高至尽可能高位，下踩。交叉连续做 30 次。

◎ **注意事项**

（1）以上各项锻炼的量视个人的体力情况而定，开始时次数可以少些，以后可随体质的增强，逐渐增加运动次数，锻炼中感到全身温热，自觉出汗为佳。在运动锻炼的同时，还应当控制饮食量，以减少热量摄入，这样才能取得比较理想的降脂减肥效果。

（2）做本套降脂健美操时，一般以消耗 1344 千焦热量的强度为宜。如果在做操过程中出现头晕、心慌等不适反应，应立即停止做操。对于年老体弱的高龄高脂血症患者或者中老年高脂血症患者伴有严重的心、脑、肺疾病患者则不宜做降脂健美操。

（3）应该根据个人的年龄、性别、工作与生活条件、环境、体力活动及原有的运动基础来选择适合个人身体条件的降脂健美操的运动强度，并且制订具体的训练运动计划，在具体实施过程中逐渐增加运动量，逐步把每次运动时间增加到 30 分钟以上，才能获得满意的疗效。

八、太极拳

太极拳是我国传统的武术体育运动项目。作为一种强身、防病与延年益寿的健身方法，在我国广泛流传。

◎ **医疗保健作用**

（1）健身作用。中老年人经常打太极拳，可以使关节运动灵活，关节韧带弹性增强，肌肉力量增强。能够调节血压和血脂，经常打太极拳的人发生高血压病及动脉硬化的人较少。

（2）预防中老年人骨质疏松。中老年人骨质疏松是一种衰老退行性病变，骨质疏松者容易骨折，关节活动也不灵活。而经常打太极拳具有延缓衰老、防止骨质疏松的作用。

（3）对防治中老年人高脂血症、高血压病、动脉硬化、神经官能症都是有益的。

◎ 运动特点

（1）太极拳运动有其独特的锻炼特点，以意引气，动作柔和、轻缓、稳定，手、眼、腿、脚、腰、背部都参与运动，特别适用于中老年人运动锻炼。

（2）经常打太极拳可以促进胃肠蠕动，改善腹部脏器的血液供应，有助于保持中老年人的活动能力。

（3）打太极拳时，由于呼吸自然深沉，久练能够增加肺活量，改善通气功能。

（4）经常打太极拳对保持脊柱的正常形态、功能都具有良好的作用。还能够使心脏的冠状动脉供血充足，增强心肌收缩力，加速血液循环，调节中枢神经系统的兴奋性。

九、五禽戏

五禽戏是我国传统的运动养生方式之一。禽，在古代泛指禽兽类的动物。五禽分别是指虎、鹿、熊、猿、鸟这五种动物。所谓五禽戏，就是模仿虎、鹿、熊、猿、鸟五种动物的动作，编创而成的一套锻炼身体的功法。

坚持练习五禽戏不仅能够有效调节血脂水平，起到防治高血脂的作用，而且还可以通调脏腑、气血、阴阳，同时具有锻炼筋骨之效，从而起到全面强身健体的作用。

◎ 虎戏

虎戏是模仿虎的形象，取其动作的精髓，如神气、善用爪力和摇头摆尾、鼓荡周身等。在练习此动作时，要求意守命门。人体之命门乃元阳之所居，精血之海，元气之根，水火之宅。意守此处，具有益肾强腰、壮骨生髓的作用，可通督脉、祛风邪。适合肾阳不足、肾精亏虚引起的高血脂。

（1）左式　两腿屈膝下蹲，重心移至右腿，左脚虚步，脚掌点地、靠于右脚内踝处，同时两掌握拳提至腰两侧，拳心向上，眼看左前方。左脚向左前方斜进一步，右脚随之跟进半步，重心坐于右腿，左脚掌虚步点地，同时两拳沿胸部上抬，拳心向后，抬至口前两拳相对翻转变掌向前推出，高与胸齐，掌心向前，两掌虎口相对，眼看左手。

（2）右式　左脚向前迈出半步，右脚随之跟至左脚内踝处，重心坐于左腿，右脚掌虚步点地，两腿屈膝，同时两掌变拳撤至腰两侧，拳心向上，眼看右前方。右脚向右前方斜进一步，左脚随之跟进半步，重心坐于左腿，右脚掌虚步点地，同时两拳沿胸部上抬，拳心向后，抬至口前两拳相对翻转变掌向前推出，高与胸齐，掌心向前，两掌虎口相对，眼看右手。如此反复左右虎扑，次数不限。

◎ 鹿戏

鹿戏是模仿鹿的形象，取其长寿而性灵之特点，善运尾闾的动作。尾闾是任督二脉通会之处，练习鹿戏时要求意守尾闾，如此一来可以引气周行于身。对于气滞血瘀引起的高血脂，可疏通经络、畅行血脉、舒展筋骨，从而达到强身健体、改善血脂水平的作用。

（1）左式　右腿屈膝，身体后坐，左腿前伸，左膝微屈，左脚虚踏；左手前伸，左臂微屈，左手掌心向右，右手置于左肘内侧，右手掌心向左。两臂在身前同时逆时针方向旋转，左手绕环较右手大些，同时要注意腰胯、尾骶部的逆时针方向旋转，久而久之，过渡到以腰胯、尾骶部的旋转带动两臂的旋转。

（2）右式　左腿屈膝，身体后坐，右腿前伸，右膝微屈，右脚虚踏；右手前伸，右臂微屈，右手掌心向左，左手置于右肘内侧，左手掌心向右。两臂在身前同时顺时针方向旋转，右手绕环较左手大些，同时要注意腰胯、尾骶部的顺时针方向旋转，久而久之，过渡到以腰胯、尾骶部的旋转带动两臂的旋转。

◎ 熊戏

熊戏即模仿动物熊的形象，熊体态笨拙，但力量较大，具有外静而内动之特点。因此练习此动作时，要求意守中宫，以调和气血。值得注意的是，熊戏侧重于内动而外静。这样可使头脑虚静，意气相合，真气贯通，同时还有健脾益胃之功效，从而可有效改善因饮食过于厚腻所引发的血脂升高。

身体自然站立，两脚平行分开与肩同宽，双臂自然下垂，两眼平视前方。先右腿屈膝，身体微向右转，同时右肩向前下晃动、右臂亦随之下沉，左肩则向外舒展，左臂微屈上提。然后左腿屈膝，其余动作与上左右相反。如此反复晃动，次数不限。

◎ 猿戏

猿戏即模仿动物猿的形象，此种动物机警灵活，好动无定。在练习此动作时，要求意守脐中，以求形动而神静。要注重外练肢体的灵活性，内练抑制思想活动，进而达到思想清静、体轻身健的目的。

（1）**左式** 两腿屈膝，左脚向前轻灵迈出，同时左手沿胸前至口平处向前如取物样探出，将达终点时，手掌撮拢成钩手，手腕自然下垂。右脚向前轻灵迈出，左脚随至右脚内踝处，脚掌虚步点地，同时右手沿胸前至口平处时向前如取物样探出，将达终点时，手掌撮拢成钩手，左手同时收至左肋下。左脚向后退步，右脚随之退至左脚内踝处，脚掌虚步点地，同时左手沿胸前至口平处向前如取物样探出，最终成为钩手，右手同时收回至右肋下。

（2）**右式** 两腿屈膝，右脚向前轻灵迈出，同时右手沿胸前至口平处向前如取物样探出，将达终点时，手掌撮拢成钩手，手腕自然下垂。左脚向前轻灵迈出，右脚随至左脚内踝处，脚掌虚步点地，同时左手沿胸前至口平处时向前如取物样探出，将达终点时，手掌撮拢成钩手，右手同时收至右肋下。右脚向后退步，左脚随之退至右脚内踝处，脚掌虚步点地，同时右手沿胸前至口平处向前如取物样探出，最终成为钩手，左手同时收回至左肋下。

◎ 鸟戏

鸟戏也叫鹤戏，即模仿鹤的形象。鹤动作轻缓舒畅。在练习此戏时要求意守气海。气海是任脉之要穴，为生气之海。练习鹤戏能够调畅气血、疏通经络、活动筋骨关节。

（1）**左式**　左脚向前迈进一步，右脚随之跟进半步，脚尖虚点地，同时两臂慢慢从身前抬起，掌心向上，与肩平时两臂向左右侧方举起，随之深吸气。右脚前进与左脚相并，两臂自侧方下落，掌心向下，同时下蹲，两臂在膝下相交，掌心向上，随之深呼气。

（2）**右式**　右脚向前迈进一步，左脚随之跟进半步，脚尖虚点地，同时两臂慢慢从身前抬起，掌心向上，与肩平时两臂向左右侧方举起，随之深吸气。左脚前进与右脚相并，两臂自侧方下落，掌心向下，同时下蹲，两臂在膝下相交，掌心向上，随之深呼气。

高脂血症患者练习猿戏和鸟戏，不仅能够有效达到锻炼身体、增强机体抗病能力的效果，而且还能够通调气血，改善气滞血瘀症状。对于因气滞血瘀造成的高血脂及其并发症均有疗效。

第四节　运动的注意事项及禁忌

一、运动的注意事项

对于任何人来说，坚持体育锻炼均有利于消耗体内脂肪，并加速血液运行，不使血流淤滞，有利于防止胆固醇在血管壁的沉积。此外，对于高脂血症患者来说坚持运动疗法应注意以下几点。

（1）**高脂血症患者在进行锻炼前应进行体检**　排除各种可能的并发症，以此确定自己的运动量。健康者、无严重并发症的高脂血症患者、低高密度脂蛋白胆固醇血症患者均可参加一般的体育锻炼。合并有轻度高血压病、糖尿病和无症状性冠心病及肥胖的患者，可在医生指导下进行适量的运动。

（2）**应采取循序渐进的方式**　不应操之过急，不能超出自己的适应能力，以致加重心脏负担。运动量的大小以不发生主观症状（如心悸、呼吸困难或心绞痛等）为度。

（3）**不宜过早锻炼**　因为早上天黑，气温也低，不仅易发生跌跤，而且易受凉，诱发感冒、慢性支气管炎急性发作、心绞痛、心肌梗死和脑卒中等疾病。因此，老年人应在太阳初升后外出锻炼，并注意保暖。

（4）**不宜空腹锻炼**　老年人新陈代谢率较低，脂肪分解速度较慢，空腹锻炼时易发生低血糖反应。因而，老年人晨练前应先喝些糖水、牛奶、豆浆或麦片等，但进食量不宜过多。

（5）**不宜雾中锻炼**　雾是空气中水汽的凝结物，其中含有较多的酸、碱、胺、酚、二氧化硫、硫化氢、尘埃和病原微生物等有害物质。锻炼时吸入过多的雾气，可损害呼吸道和肺泡，引起咽炎、支气管炎和肺炎等疾病。

（6）**运动量不宜太大**　老年人早上锻炼的时间宜在半小时左右，可选择散步、慢跑和打太极拳等强度不大的运动项目。如做5分钟的整理运动后，慢跑20分钟，再打一套太极拳，这样的运动量即可达到健身的效果。

二、运动的禁忌

高脂血症患者在进行锻炼前应进行全面的体格检查，以排除各种可能的合并症或并发症，以此确定自己的运动量。

健康者、无严重合并症的高脂血症患者、低 HDL-C 胆固醇血症患者均可参加一般体育锻炼。合并有轻度高血压病、糖尿病和无症状性冠心病及肥胖的患者，可在医生指导下进行适量的运动。

◎ 高脂血症患者合并下列疾病时禁止运动

（1）急性心肌梗死急性期。

（2）不稳定型心绞痛。

（3）充血性心力衰竭。

（4）严重的室性和室上性心律失常。

（5）重度高血压病。

（6）严重糖尿病。

（7）肝、肾功能不全。

◎ 高脂血症患者合并下列疾病时减少运动量

（1）频发室性早搏和心房颤动。

（2）室壁瘤。

（3）肥厚型梗阻性心肌病、扩张型心肌病和明显的心肥大。

（4）未能控制的糖尿病。

（5）甲状腺功能亢进。

（6）肝、肾功能损害。

第五章

高脂血症的药物调养

风府

第一节　药物治疗原则与对症用药

◎ 药物治疗原则

应减少多种降脂药物联合应用。如胆固醇和甘油三酯均升高的患者，用药时应看以哪项升高为主。以胆固醇升高为主，就选用以降胆固醇为主的药物，如他汀类，这类药物除降低胆固醇外，也可中度降低甘油三酯。特别难治而又严重的高脂血症患者，应在医生指导下用药。

注意药物的不良反应，如他汀类药物和贝特类药物（利平脂等）均对肝脏有影响，可使转氨酶升高，如同时服用，可使肝脏损害加重，同时还增加发生肌病（横纹肌溶解）的危险性。所以应尽量避免不良反应相加的药物联合应用。

◎ 对症用药

在临床进行治疗时，一般不过多强调高脂血症的病因与类别，而是按高脂血症简易分型中所分的不同类型进行选药。

（1）高胆固醇患者　可根据患者血清胆固醇水平，选用不同的降胆固醇药物。轻、中度高胆固醇血症，可选用小剂量他汀类药物，包括血脂康，也可试用弹性酶、泛硫乙胺、烟酸、非诺贝特及吉非贝齐。严重的或难治的高胆固醇血症，如杂合子家族性高胆固醇血症及继发于肾病综合征的严重的高胆固醇血症，应选胆酸螯合剂、他汀类药物或这两类药联用；非继发于糖尿病者，也可用血脂康、烟酸，或烟酸与胆酸螯合剂联用。纯合子家族性高胆固醇血症患者，可首选普罗布考。

（2）高甘油三酯患者　可根据血清甘油三酯水平，选服非诺贝特、吉非贝齐、益多酯、阿昔莫司、苯扎贝特、烟酸或海鱼油制剂。继发于糖尿病患者，可选阿昔莫司、非诺贝特及苯扎贝特；伴有血凝倾向增高、不稳定心绞痛及曾进行冠状动脉支架植入术的高甘油三酯血症患者，可选择非诺贝特及苯扎贝特等同时具有能减低血中纤维蛋白原含量及能增强机体抗凝血作用的药物。

（3）混合型高脂血症患者　可选一些对胆固醇与甘油三酯都有作用的药剂，并应针对不同的病情，选用与之相应的药物。如以甘油三酯增高为主者，可按其增高的程度，轻者选用烟酸类药，重者选用他汀类药；如以胆固醇增高为主者，则可选非诺贝特、吉非贝齐、益多酯和苯扎贝特等贝特类药物，也可选用血脂康、烟酸及阿昔莫司等制剂。继发于糖尿病的混合型高脂血症患者，一般以血清甘油三酯水平升高为多见，可选兼有降低空腹血糖水平的阿昔莫司和苯扎贝特等药物。难治的严重高胆固醇血症、以胆固醇多为主的混合型高脂血症患者，可将胆酸螯合剂与烟酸，或胆酸螯合剂与他汀类药物，包括血脂康等药联用。

♥ 爱心小贴士

在什么情况下选择药物治疗？

目前，对于高脂血症还没有特效的方法，患者一旦被确诊为高脂血症，就应坚持长期的综合治疗。那么，是否出现血脂异常时就应立即服药呢？

如果还未达到药物治疗条件，则不宜过早开始服用降脂药物，应先通过饮食调养和运动疗法等进行治疗。那么，什么情况下可以进行药物治疗呢？

（1）血脂水平控制不理想并且已经出现并发症，已经开始出现动脉粥样硬化、冠心病等并发症，则需要给予药物治疗。

（2）血脂水平控制不理想并且存在两种以上并发症危险因素，即便没有出现动脉粥样硬化、冠心病等并发症，但只要其自身存在两个以上的并发症危险因素，就应及时进行药物治疗。

（3）非药物治疗无效，对于已经确诊患者，如果发现其血清总胆固醇、甘油三酯、低密度脂蛋白水平非常不理想，使用非药物治疗3～6个月后，并且血脂水平已经高于临界水平，则应考虑进行药物治疗。非药物治疗主要是指通过饮食疗法、运动疗法、生活方式疗法等手段来达到治疗目的的方法。

只要高脂血症患者符合以上其中一个条件，就应该开始进行药物治疗。

第二节　常用的降脂中药材

中药材中有许多药材具有降脂作用，这些药材主要从抑制胆固醇的吸收、调节血脂代谢、促进胆固醇排泄3个方面起作用。

中药材的降脂作用是通过以下几个方面实现的。抑制外源性脂质的吸收，如泽泻、何首乌等；调节血脂代谢，如人参、灵芝、何首乌、泽泻等；抑制胆固醇、甘油三酯的内源性合成，如泽泻、姜黄、绞股蓝等；促进胆固醇的排泄，如柴胡、姜黄、茵陈等。

下面列举几种功效独特的降脂中药材。

◎ 何首乌

【降脂作用】　何首乌中含大黄酚、大黄素等物质，这些物质可以促进胃肠蠕动，从而减少肠道对外源性胆固醇的吸收，以提高胆固醇的排泄率。另外，何首乌中的卵磷脂还可预防脂肪在肝脏中沉积，加快胆固醇的代谢速度，从而有效降低血清中胆固醇。

【功效主治】　补肝益肾、养血祛风。适用于肝肾阴亏、发须早白、血虚头晕、腰膝软弱、筋骨酸痛、遗精、久疟久利、慢性肝炎、痈肿、瘰疬、肠风、痔疾。

◎ 泽泻

【降脂作用】 泽泻的醇提取物中含有泽泻醇 A、泽泻醇 B 及泽泻醇 A 醋酸酯等成分，可以降低外源性胆固醇在小肠的吸收率，加速胆固醇的排出，从而降低血清总胆固醇的含量，防治高脂血症。

【功效主治】 利水、渗湿、泄热。适用于小便不利、水肿胀满、呕吐、泻痢、痰饮、脚气、淋病、尿血。

◎ 人参

【降脂作用】 人参中含有的人参皂苷能抑制胰脂肪酶的活性，能降低血清中胆固醇及甘油三酯的含量，升高血清高密度脂蛋白 – 胆固醇的含量，从而达到降低血脂的作用。

【功效主治】 大补元气、复脉固脱、补脾益肺、生津安神。现代药理研究证明，人参的醇提取液能提高心肌收缩力，使其收缩加强，对心肌也有保护作用。另外，人参对冠状动脉、脑血管、眼底血管有扩张作用，还能改善血脂，降低血中胆固醇含量，能预防高脂血症。

◎ 党参

【降脂作用】 党参含有皂苷、微量生物碱、糖类、维生素 B_1、维生素 B_2、多种人体必需的矿物质及氨基酸等成分，对神经系统有兴奋作用，能增强机体的免疫功能，调节胃肠运动，扩张周围血管而降低血压，同时还能抑制胃酸分泌，降血脂，治疗溃疡，降低胃蛋白酶活性，并对化疗和放射线所引起的白细胞减少有提升作用。

【功效主治】 益气、生津、养血。适用于中气不足的体虚倦怠、食少便溏，肺气亏虚的咳嗽气促、语声低弱，气津两伤的气短口渴，气血双亏的面色萎黄、头晕心悸，以及气虚外感及正虚邪实之证等。

◎ 绞股蓝

【降脂作用】 绞股蓝中含有的绞股蓝总皂苷可抑制脂肪细胞产生游离脂肪酸，减少血脂合成，降低人体血清总胆固醇、甘油三酯含量，增加高密度脂蛋白含量，从而起到降低血脂的作用。

【功效主治】 降血脂、调血压、促眠、消炎解毒、止咳祛痰。适用于气虚体弱、少气乏力、心烦失眠、高血压、头昏目眩、病毒性肝炎、消化道肿瘤、慢性支气管炎等。

◎ 金樱子

【降脂作用】 金樱子含有柠檬酸、苹果酸、鞣质、树脂、维生素C、皂苷及丰富的糖类等，其中鞣质有收敛作用，其水煎剂具有降血脂的功效。

【功效主治】 固精缩尿、涩肠止泻。适用于肾虚不固所致的遗精、遗尿、尿频、带下，以及脾虚久泻、久利等。

◎ 灵芝

【降脂作用】 灵芝中所含的多种氨基酸、三萜化合物可有效增强人体中枢神经系统机能，增强人体的血液循环，促进代谢，从而降低血清总胆固醇、甘油三酯及低密度脂蛋白－胆固醇的含量，预防高脂血症。

【功效主治】 益气血、安心神、健脾胃。现代药理研究表明，灵芝可有效扩张冠状动脉，增加冠脉血流量，改善心肌微循环，增强心肌氧和能量的供给。所以，灵芝对心肌具有保护作用，可广泛用于冠心病、高脂血症等疾病的治疗和预防。

◎ 柴胡

【降脂作用】 柴胡中所含的柴胡皂苷可有效改善肝、胆的功能，能促进体内的脂质代谢，降低血清中的甘油三酯和胆固醇的含量，从而达到降低血脂的目的。

【功效主治】 和解表里、疏肝、升阳。适用于寒热往来、胸满胁痛、口苦耳聋、头痛目眩、疟疾、下利脱肛、月经不调、子宫下垂等病症。在临床上，常用柴胡的提取液治疗病毒性肝炎、高脂血症、流行性腮腺炎、病毒性角膜炎、红斑等。

◎ 黄芩

【降脂作用】 黄芩中所含的黄酮类成分对降脂作用效果显著，可有效降低血清中甘油三酯的游离脂肪酸水平，提高高密度脂蛋白－胆固醇含量，从而改善血脂中成分的分布状态，防治高脂血症。

【功效主治】 清热燥湿、凉血安胎、解毒。适用于温热病、上呼吸道感染、肺热咳嗽、湿热黄疸、肺炎、痢疾、咯血、目赤、胎动不安、高血压、痈肿疔疮等。

◎ 茺蔚子

【降脂作用】 茺蔚子含有茺蔚子碱Ⅰ、茺蔚子碱Ⅱ、茺蔚子碱Ⅲ，以及茺蔚子油（油中主要成分为油酸、亚油酸等不饱和脂肪酸）、维生素A等，具有降低血脂、改善动脉粥样硬化等作用。

【功效主治】 活血调经、凉肝明目、利尿。适用于月经不调、痛经、产后恶露不净、瘀滞腹痛及跌打损伤、瘀血作痛，也用于水肿、小便不利，根据其凉肝明目之功效还用于治疗目赤肿痛、眼生翳膜等。

◎ 虎杖

【降脂作用】 虎杖含蒽醌类化合物和黄酮类多种成分，从其根茎中可提取具有降血脂成分的白藜芦醇苷等，能降低胆固醇和甘油三酯。虎杖所含大黄素成分，可减少外源性胆固醇过多进入体内，有明显的降脂作用。

【功效主治】 活血通经、利湿。虎杖的有效成分藜芦酚葡萄糖苷能降低血脂，治疗高脂血症，特别是治疗甘油三酯血症患者效果较好。它还可部分抑制高脂饮食引起的患者肝中脂质过氧化物（LPO）的沉积，并能降低肝损害引起的转氨酶升高，还能降低血压、扩张冠状动脉血管等。

◎ 菊花

【降脂作用】 菊花中含有的黄酮成分有显著降低血脂的作用，菊花中的成分能提高高密度脂蛋白－胆固醇含量，降低低密度脂蛋白－胆固醇含量，还能抑制胆固醇含量升高，从而起到防治高脂血症的作用。

【功效主治】 疏风、清热、明目、解毒。常用于治疗头痛、眩晕、目赤、心胸烦热、疔疮、肿毒等。

◎ **姜黄**

【降脂作用】 姜黄中所含的姜黄素能减少肝脏中甘油三酯、游离脂肪酸和血液中游离脂肪酸的含量，提高血清总胆固醇和高密度脂蛋白－胆固醇的含量，还能抑制脂肪酸的合成，所以能降低血脂。

【功效主治】 行气破瘀、通经止痛。适用于胸腹胀痛、肩臂痹痛、月经不调、闭经、跌打损伤等。

◎ **酸枣仁**

【降脂作用】 酸枣仁含有多量脂肪油和蛋白质，并有两种甾醇、两种三萜化合物（白桦脂醇、白桦脂酸）、酸枣仁皂苷，还含有大量维生素 C。酸枣仁总皂苷具有一定的降血脂作用。

【功效主治】 益肝敛汗、养心安神。适用于心肝血虚、心失所养所致的虚烦不眠、多梦易醒、心悸怔忡，以及体虚多汗等。

◎ **大黄**

【降脂作用】 大黄中含有大黄素、大黄酸、大黄酚、大黄素甲醚等蒽醌衍生物，具有降低血压和胆固醇等作用。大黄的活性物质白藜芦醇能抑制胆固醇吸收。大黄中的儿茶素等能降低毛细血管通透性，增加内皮致密性，限制有害脂质的进入，从而降低血液黏滞度，提高血浆渗透压，这种稀释血液的功能，可以减少脂质的沉积。由于大黄还能增加胆汁分泌，促进胆汁排泄，使胆固醇在肠内被还原成类固醇排出体外的数量增加。

【功效主治】 攻积通便、活血化瘀。适用于偏实证及大便干结的高脂血症患者。

◎ 黄精

【降脂作用】 黄精中含有的黄精皂苷能降低血清总胆固醇、甘油三酯含量，有显著的降脂作用。此外，黄精还能有效阻止脂肪在组织血管中沉积，从而起到防治高脂血症的作用。

【功效主治】 补气养阴、健脾、润肺、益肾。适用于虚损寒热、脾胃虚弱、体倦乏力、口干食少、肺虚燥咳、精血不足、内热消渴及病后体虚食少、筋骨软弱、风湿疼痛等症。现代药理研究表明，黄精的煎剂具有降血压、降血糖、降血脂、防止动脉粥样硬化、延缓衰老和抗菌等作用。

◎ 杜仲

【降脂作用】 杜仲中所含的维生素 E 和微量元素，能明显降低胆固醇含量，能改善血脂中成分的分布状态，调节血脂，从而起到防治高脂血症的作用。

【功效主治】 降血压、补肝肾、强筋骨、安胎气。适用于治疗腰脊酸疼、足膝痿弱、小便余沥、阴下湿痒、筋骨无力、妊娠漏血、胎漏欲坠、胎动不安、高血压等。

◎ 紫苏子

【降脂作用】 紫苏子中含有的脂肪油能降低血清胆固醇和低密度脂蛋白的含量，改变高密度脂蛋白与低密度脂蛋白之间的比例，从而达到降低血脂的作用。

【功效主治】 降气消痰、解表散寒、行气和胃、平喘、润肠。适用于痰壅气逆、咳嗽气喘、肠燥便秘、妊娠呕吐、胎动不安等。紫苏子还可解鱼蟹中毒。

◎ 红花

【降脂作用】 红花泡水或其醇提取液能降低血清总胆固醇、甘油三酯、磷脂等血脂水平，改善血脂总体偏高的状况。此外，红花油能扩张血管，在一定程度上可预防高脂血症引起的动脉粥样硬化。

【功效主治】 活血通经、化瘀止痛。适用于闭经、癥瘕、难产、死胎、产后恶露不净、瘀血作痛、痈肿、跌打损伤。红花还用于眼科清热消炎，可治目赤红肿。现代药理研究表明，红花水的提取物有增加冠状动脉血流量及心肌营养性血流量的作用，所以对高脂血症、冠心病等有一定的预防和治疗作用。

◎ 茵陈

【降脂作用】 茵陈所含的有效成分能促进胆汁分泌，从而提高肝脏内胆固醇的排泄率，降低血清中总胆固醇的含量，在很大程度上改善高脂血症患者的病情。

【功效主治】 清热利湿、退黄。适用于黄疸、小便不利、湿疮、传染性黄疸型肝炎等。药理学研究证明本品有保护肝功能、解热、抗炎、降血脂、扩张冠脉血管等作用，能促进胆汁分泌，排出胆汁中的胆酸和胆红素，还能增加心脏冠脉血流量，改善微循环，并有降血压、降血脂、抗凝血的作用。

◎ 西洋参

【降脂作用】 西洋参中含有的皂苷成分能降低血清低密度脂蛋白－胆固醇含量，升高高密度脂蛋白水平，从而有效地降低血脂水平。

【功效主治】 益肺阴、清虚火、生津止渴。现代药理研究表明，西洋参可以降低血液凝固性、抑制血小板凝聚、抗动脉粥样硬化，可以抗心律失常、改善心肌缺血、抗心肌氧化、强化心肌收缩能力，防治高脂血症。

◎ 丹参

【降脂作用】 丹参中含有的有效成分丹参素对降低血浆胆固醇、甘油三酯效果显著，还可提高高脂血症中高密度脂蛋白－胆固醇的含量，降低肝脏中甘油三酯含量，从而有效地降低血脂。

【功效主治】 活血化瘀、安神宁心、排脓、止痛。现代药理研究表明，丹参能使主动脉粥样硬化斑块形成的面积明显减小，血清总胆固醇、甘油三酯均有一定程度的降低，能防治高脂血症。

◎ 黄芪

【降脂作用】 黄芪中含有的黄芪多糖，不仅能控制血糖，还能减少脂肪，能降低血清中胆固醇及甘油三酯的含量，从而起到防治高脂血症的作用。

【功效主治】 补气固表、利尿脱毒、排脓敛疮、生肌。用于慢性衰弱、中气下陷所致的脱肛、子宫脱垂、内脏下垂、崩漏带下等，还可用于表虚自汗及消渴（糖尿病）。现代药理研究表明，本品能加强正常心肌收缩，使血管扩张，降低血压，故能防治高血压病、高脂血症。

◎ 决明子

【降脂作用】 决明子中所含的植物固醇及大黄素蒽酮，可以有效降低血清总胆固醇水平，提高高密度脂蛋白－胆固醇含量，从而起到调节和改善高脂血症的作用。

【功效主治】 清热明目、润肠通便。用于目赤涩痛、头痛眩晕、目暗不明、大便秘结、风热赤眼、高血压、肝炎、肝硬化腹水等。实验表明，本品可降低血浆胆固醇、甘油三酯，并降低肝中甘油三酯的含量，故能防治高脂血症。

◎ 女贞子

【降脂作用】 女贞子中含有一种叫齐墩果酸的物质，能降低血清总胆固醇、低密度脂蛋白－胆固醇及极低密度脂蛋白－胆固醇含量，还能提高高密度脂蛋白－胆固醇的含量，从而起到降低血脂的作用。

【功效主治】 补肝肾、强腰膝。动物实验表明，本品对实验性高脂血症能降低血清总胆固醇及甘油三酯含量，并使主动脉脂质斑块及冠状动脉粥样硬化斑块形成消减，能明显降低血清总胆固醇、过氧化脂质、动脉壁总胆固醇含量，降低动脉粥样硬化的发生率，能防治高脂血症。

◎ 葛根

【降脂作用】 葛根中含有黄酮类物质，研究表明，该类物质具有显著的清热及降血脂作用，能防治高脂血症。

【功效主治】 升阳解肌、透疹止泻、除烦止渴。常用于治疗伤寒、发热头痛、烦热消渴、泄泻、痢疾、斑疹不透、高血压、心绞痛、耳聋等。现代药理研究表明，本品的有效成分有显著降糖、降血脂的作用，能降低血清胆固醇和甘油三酯，对高血糖、高脂血症有显著疗效。

◎ 荷叶

【降脂作用】 从荷叶中提取的荷叶碱有明显的扩张血管、清热解暑、降低胆固醇的作用，其煎剂对高脂血症的防治效果明显。

【功效主治】 消暑利湿、健脾升阳、散瘀止血。适用于暑热烦渴、头痛眩晕、水肿、食少腹胀、泻痢、白带、脱肛、吐血、咯血、便血、崩漏、产后恶露不净等。另外，常饮用可降血压、血脂，以及防治冠心病、胆囊炎、胆结石、脂肪肝、肥胖症等。

◎ 黄连

【降脂作用】 黄连中含有的小檗碱能抑制血小板聚集，调节血脂，有利于改善高血压病和高脂血症患者凝血异常和血脂紊乱的现象。

【功效主治】 泻火燥湿、解毒杀虫。适用于时行热毒、伤寒、热盛心烦、痞满呕逆、细菌性痢疾、热泻腹痛、肺结核、吐衄、消渴、疳积、蛔虫病、百日咳、咽喉肿痛、火眼口疮、痈疽疮毒等。此外，黄连还可使心肌收缩能力增强，有明显的降压作用，能有效预防高血压病、高脂血症。

◎ 山楂

【降脂作用】 山楂中含有三萜类和黄酮类成分，具有扩张血管、降低血压、降低血胆固醇水平、加强和调节心肌功能的功效，同时山楂可防治动脉粥样硬化、减肥、降血脂、抗衰老。山楂的多种制剂具有明显的降血脂作用，对降低血胆固醇和甘油三酯都有良好效果。山楂活血化瘀、改善微循环、抑制血小板聚集、抗血栓形成的作用也较好。

【功效主治】 消食积、散瘀血、化痰浊、解毒醒脑。适用于肉食积滞之脘腹胀满、嗳气吞酸、腹痛便溏、泻痢腹痛、疝气，以及瘀阻胸腹痛、痛经等，现在也常用于治疗冠心病、高血压病、高脂血症、细菌性痢疾等。

◎ 玉竹

【降脂作用】 玉竹的煎剂具有良好的降脂作用，其所含的铃兰苦苷与山楂、何首乌等一样有明显降低血脂的作用。

【功效主治】 养阴润燥、除烦止渴。适用于治疗燥咳、劳嗽、热病阴液耗伤之咽干口渴、内热消渴、阴虚外感、头昏眩晕、筋脉挛痛等。现代药理研究表明，玉竹注射液对高甘油三酯血症有一定的治疗作用，对动脉粥样硬化斑块的形成有一定的缓解作用，能防治高脂血症。

◎ 沙苑子

【降脂作用】 沙苑子中所含的黄酮成分能显著降低甘油三酯及肝内胆固醇的含量，降低血脂。另外，沙苑子的煎剂也有明显的降酶及降脂作用，能降低血清中胆固醇和甘油三酯含量，并促使高密度脂蛋白含量升高，防治高脂血症。

【功效主治】 补肝益肾、明目固精。适用于治疗肾虚阳痿、遗精早泄、尿频、白带过多、腰膝酸软、腰痛、肝肾不足、目昏目暗、视力减退等。

◎ 地骨皮

【降脂作用】 地骨皮含有甜菜碱、β-谷甾醇、红花酸、亚油酸、桂皮酸、多种酚类物质等，其水、醇提取物有解热作用，煎剂有降血压、降血糖、降血脂及降低血液胆固醇的作用，能抗病原微生物、兴奋子宫平滑肌。地骨皮对心血管系统有较明显的作用，它的降压作用不仅与中枢有关，还可阻断交感神经末梢及直接舒张血管。

【功效主治】 凉血退蒸、清肺降火。适用于阴虚发热、盗汗骨蒸、肺热咳嗽、内热消渴，以及血热妄行的吐血、衄血、尿血等。

◎ 桑叶

【降脂作用】 桑叶中含有的植物固醇、黄酮类成分能降低血清脂肪，降低血清中胆固醇的含量，降低血液的黏稠度，防治高脂血症引起的动脉硬化。

【功效主治】 祛风清热、凉血明目。适用于治疗发热、头痛、目赤、口渴、肺热咳嗽、风痹、下肢水肿等。现代药理研究表明，桑叶茶可降低血脂、软化血管、清除体内过氧化物，从而对高脂血症的血清脂质升高及动脉粥样硬化有抑制作用。

◎ 夏枯草

【降脂作用】 夏枯草含有的黄酮类成分能有效地降低血清总胆固醇、甘油三酯及低密度脂蛋白–胆固醇的含量，预防动脉粥样硬化，防治高脂血症。

【功效主治】 清肝散结。适用于治疗瘰疬、瘿瘤、乳痈、乳癌、目赤痒痛、头晕目眩、口眼歪斜、筋骨疼痛、肺结核、急性黄疸型传染性肝炎、血崩、带下等。现代药理研究表明，本品能降低血压，故对高血压病及高脂血症有预防作用。

◎ 钩藤

【降脂作用】 钩藤中含有的钩藤碱能抑制血小板聚集和抗血栓形成，预防动脉粥样硬化，从而能防治高脂血症。

【功效主治】 清热平肝、息风定惊。适用于小儿惊痫，大人血压偏高、头晕目眩。现代药理研究表明，本品有明显的降压作用，对神经机能失调有显著疗效，所以能预防高血压病及高脂血症。

◎ 罗布麻

【降脂作用】 罗布麻中含有的儿茶素和槲皮素能有效地保护毛细血管，维持其正常的抵御外力破坏的作用，降低血清中胆固醇含量，从而起到降低血脂的作用。

【功效主治】 清火、降压、强心、利尿。适用于心脏病、高血压病、神经衰弱、肝炎腹胀、肾炎水肿等。现代药理研究表明，罗布麻叶水浸膏能显著降低高脂血症患者的血清总胆固醇值、甘油三酯值，故能防治高脂血症。

◎ 银杏叶

【降脂作用】 银杏叶的主要成分为黄酮类化合物，这是一种强力血小板激活因子抑制剂，主要增强血管张力、扩张冠状动脉、软化血管及降低血清胆固醇、甘油三酯，从而降低血脂，使血液黏稠度降低。

【功效主治】 益心、活血止痛、敛肺平喘、化湿止泻，还具有溶解胆固醇、扩张血管的作用。对改善脑功能障碍、动脉硬化、高血压、眩晕、耳鸣、头痛、老年痴呆、记忆力减退等有明显效果。现代药理研究表明，本品能增强血管张力、扩张冠状动脉、软化血管、改善血管通透性、降低血压、降低血脂及胆固醇。

◎ 天麻

【降脂作用】 天麻中含有的天麻素能降低血清总胆固醇、甘油三酯及低密度脂蛋白的含量，可预防动脉硬化、抗自由基，并抑制血小板聚集，保护心脑血管，防治高脂血症。

【功效主治】 息风、定惊。适用于眩晕、头风头痛、肢体麻木、抽搐拘挛、半身不遂、语言謇涩、急慢惊风、小儿惊痫动风。现代医学研究证明，天麻尚有明目和显著增强记忆力的作用，久服可平肝益气、利腰膝、强筋骨。

◎ 桑白皮

【降脂作用】 桑白皮中含有的黄酮类衍生物和三萜化合物能降低血脂和胆固醇，能扩张血管和保护血管，从而起到降低血脂的作用。

【功效主治】 泻肺平喘、利尿消肿。多用于肺热咳喘、痰多、小便不利、水肿等。现代药理研究表明，本品的煎剂有降低血压的作用，能有效防治高血压病、高脂血症。

◎ 淫羊藿

【降脂作用】 淫羊藿中含有的黄酮类成分能清除自由基，保护血管。而其含有的槲皮素能增强毛细血管的抵抗力，降低血清中胆固醇的含量，从而降低血脂。

【功效主治】 补肾壮阳、祛风祛湿、益气强心。多用于治疗男子不育、阳痿不举、早泄遗精、女子不孕、小便淋沥、筋骨挛急、半身不遂、腰膝无力、风湿痹痛、四肢不仁。现代药理研究表明，本品能使心肌张力明显增强，能很好地预防高血压病、高脂血症等。

◎ 桑寄生

【降脂作用】 桑寄生中含有的黄酮类物质能扩张冠脉血管，使冠脉血流量加大，增加心肌供血，防治血栓及高脂血症。

【功效主治】 补肝肾、强筋骨、祛风湿、通经络、安胎。适用于腰膝酸痛、筋骨痿弱、脚气、风寒湿痹、胎漏血崩、产后乳汁不下等症。临床多应用此药来治疗高血压病，药理研究也表明，本品的有效成分有降压作用，对高血压病、高脂血症有预防作用。

第三节　常用的降脂中成药

◎ 血脂康

【药物组成】 红曲，每粒含洛伐他汀不得少于 25 毫克。

【功效主治】 除湿祛痰，活血化瘀，健脾消食。适用于脾虚痰瘀阻滞症的气短、乏力、头晕、头痛、胸闷、腹胀、食少纳呆及高脂血症；也可用于由高脂血症及动脉粥样硬化引起的心脑血管疾病的辅助治疗。

【用法用量】 口服，2 粒 / 次，2 次 / 日，早晚饭后服用。轻、中度患者每日 2 粒，晚饭后服用。或遵医嘱。

【注意事项】 孕妇及哺乳期妇女慎用。

◎ 正脂丸

【药物组成】 白术、泽泻、山楂、绞股蓝。

【功效主治】 补益，利水渗湿。主要用于治疗脾胃两虚型高脂血症，症见消化不良、疲乏无力、虚胀泄泻、水肿。有降低甘油三酯、总胆固醇、低密度脂蛋白，提高血清中的高密度脂蛋白的含量、改善动脉粥样硬化的作用。

【用法用量】 每次 1 丸，每天 1 次，疗程 2 ~ 3 个月。

◎ 蒲黄片

【药物组成】 蒲黄浸膏。

【功效主治】 降低血脂。用于治疗高脂血症，对高胆固醇血症效果较好。

【用法用量】 每次 3 片(每片重 0.35 克)，每日 3 次，温开水送服。

◎ 降脂减肥片

【药物组成】 何首乌、三七、葛根、菟丝子、枸杞子、松花粉、丹参、大黄、泽泻、茵陈。

【功效主治】 滋补肝肾，扶正固本，通络止痛，健脾豁痰，明目生津。用于治疗各型高脂血症、心脑血管硬化症、单纯性肥胖症、习惯性便秘及痔疮出血等。

【用法用量】 每次 4 ~ 6 片（每片重 0.35 克），每日 3 次，温开水送服。

◎ 通脉降脂片

【药物组成】 笔管草、川芎、荷叶、三七、花椒。

【功效主治】 降脂化浊，活血通脉。适用于高脂血症，防治动脉粥样硬化。

【用法用量】 口服，4 片 / 次，每日 3 次。

◎ 绞股蓝总苷片

【药物组成】 绞股蓝总苷。

【功效主治】 养血健脾，益气和血，除痰化瘀，降低血脂。用于治疗高脂血症，症见心悸气短、胸闷肢麻、眩晕头痛、健忘耳鸣、自汗乏力、脘腹胀满等，以心脾气虚、痰阻血瘀为发病机制者。

【用法用量】 每次 2 ~ 3 片（每片含绞股蓝总苷 20 毫克），每日 3 次，温开水服。

◎ 降脂胶囊

【药物组成】 蒲黄提取物。

【功效主治】 活血化瘀，祛痰。用于治疗因血瘀痰阻所致的高脂血症，表现为胸闷胸痛、头晕乏力等。

【用法用量】 每次 5 粒（每粒重 0.5 克），每日 3 次，温开水送服。

◎ 丹田降脂丸

【药物组成】 丹参、三七、川芎、泽泻、人参、当归、何首乌、黄精。

【功效主治】 利水渗湿，活血祛瘀。主要用于治疗血行不畅或气血瘀滞型高脂血症和脾肾两虚型高脂血症，症见形体肥胖、排尿不利、水肿、泄泻等，有降低甘油三酯与总胆固醇水平的作用。

【用法用量】 每天3次，每次1丸，疗程3个月。

◎ 脂可清胶囊

【药物组成】 葶苈子、黄芪、茵陈、山楂、泽泻、大黄、木香。

【功效主治】 利水渗湿，益气。适用于湿热蕴结型高脂血症，症见黄疸、尿少、湿疹瘙痒等。其有降低甘油三酯、总胆固醇、低密度脂蛋白－胆固醇的作用。

【用法用量】 每次1粒，每日3次，疗程1个月。

◎ 决明降脂片

【药物组成】 决明子、茵陈、何首乌、桑寄生、维生素C、维生素B_2、烟酸。

【功效主治】 降低血脂。用于治疗高脂血症、冠心病等。其辨证要点是湿热蕴结，肝肾不足，主要见症为血脂增高、头晕、胁痛、纳呆、神疲。

【用法用量】 每次4～6片（每片重0.35克），每日3次，温开水送服。

◎ 通泰胶囊

【药物组成】 从魔芋、蘑菇、荞麦中提取的葡甘聚糖。

【功效主治】 降血糖，降血脂，润肠通便。主要适用于糖尿病、高脂血症、便秘和肥胖等。

【用法用量】 糖尿病、高脂血症患者3～4粒/次，每日3次，空腹服用。为确保疗效，请充足饮水。

◎ 降脂中药片

【药物组成】 太子参、何首乌、草决明、生蒲黄、生荷叶、姜黄、郁金。

【功效主治】 补益清热。用于治疗气虚痰盛型高胆固醇血症，症见头痛眩晕、目暗不明、大便秘结，有降低总胆固醇、降低甘油三酯的作用。

【用法用量】 每次 2 片，每日 3 次，疗程 2 ～ 3 个月。

◎ 冠脉宁片

【药物组成】 丹参、没药（炒）、鸡血藤、血竭、延胡索（醋制）、当归、郁金、何首乌（制）、桃仁（炒）、黄精（蒸）、红花、葛根、乳香（炒）、冰片。

【功效主治】 活血化瘀，行气止痛。用于以胸部刺痛、固定不移、入夜更甚、心悸不宁、舌质紫暗、脉沉弦为主症的冠心病、心绞痛、冠状动脉供血不足。

【用法用量】 口服，每次 3 片，每日 3 次或遵医嘱。

◎ 复方明星片

【药物组成】 决明子、制胆南星、山楂。

【功效主治】 清热，行气。用于治疗积滞型高脂血症，能消食化积、活血散瘀、行气健胃、祛脂减肥。其可显著降低甘油三酯与总胆固醇的水平。

【用法用量】 每日 3 次，每次 2 片，疗程 1 ～ 2 个月。

◎ 三参降脂液

【药物组成】 刺五加、何首乌、泽泻、黄芪、生晒参、石菖蒲、丹参、三七。

【功效主治】 补气活血，化痰降脂。用于冠心病引起的胸闷、胸痹、心痛气短及高脂血症。

【用法用量】 口服，每次 20 毫升，每日 2 次。

◎ 天保宁（银杏片）

【药物组成】 银杏叶的提取物，每片含银杏叶精提物 40 毫克（其中银杏总黄酮苷 9.6 毫克）。

【功效主治】 活血化瘀，通脉舒络，益气健脑。适用于高脂血症、动脉粥样硬化及高血压病所致的冠状动脉供血不足、心绞痛、心肌梗死、脑栓塞、脑血管痉挛等。

【用法用量】 口服，每日 3 次，2 片 / 次，或遵医嘱。

◎ 心脉通片

【药物组成】 当归、决明子、钩藤、丹参、葛根、槐花、毛冬青、夏枯草、三七、牛膝。

【功效主治】 活血化瘀，通脉养心，降压降脂。用于治疗高脂血症、高血压病。

【用法用量】 每次 2 ~ 4 片（每片重 0.3 克），每日 2 ~ 3 次，温开水送服。

◎ 心安宁片

【药物组成】 葛根、山楂、制何首乌、珍珠粉。

【功效主治】 养阴宁心，化瘀通络，降低血脂。用于治疗高脂血症、心绞痛及高血压病引起的眩晕头痛、耳鸣心悸等。

【用法用量】 每次 4 ~ 5 片（每片重 0.4 克），每日 3 次，温开水送服。

◎ 三黄降脂片

【药物组成】 姜黄、黄精、玉竹、大黄、山楂、石菖蒲、柴胡。

【功效主治】 解表，化湿，泻下。其主要用于治疗瘀热积滞型高脂血症，症见腹壁肥厚、胸胁苦满显著、形体肥胖、神志混乱、健忘、胸腹胀满等。其有逐瘀通经、降脂减肥、降低甘油三酯与总胆固醇水平的作用，疗效明显优于口服烟酸肌醇。

【用法用量】 每次2片，每日2次，疗程1个月。

◎ 抗栓保心片

【药物组成】 丹参、白芍、刺五加、郁金、山楂。

【功效主治】 活血化瘀，通络止痛，益气降脂。用于气血瘀滞所致的胸闷、憋痛、心悸等症及冠心病、心绞痛、心律不齐、高脂血症符合上述证候者。

【用法用量】 口服，3～4片/次，每日3次，饭后服用。

◎ 血滞通胶囊

【药物组成】 薤白。

【功效主治】 通阳散结，行气导滞。用于治疗发病机制为血瘀痰阻气滞的高脂血症，症见胸闷胸痛，神疲乏力，脘腹胀满，大便不畅，舌质暗，苔白，脉弦滑。

【用法用量】 每次2粒（每粒重0.45克），每日3次，温开水送服，4周为1个疗程或遵医嘱。

◎ 舒心降脂片

【药物组成】 紫丹参、荞麦花粉、山楂、虎杖、葛根、红花、薤白、桃仁、鸡血藤、降香、赤芍。

【功效主治】 活血化瘀，通阳降浊，行气止痛。用于心悸失眠、脘痞乏力，以及冠心病、高脂血症见上述表现者。

【用法用量】 口服，每次3～4片，每日3次。

◎ 降脂灵片

【药物组成】 制何首乌、枸杞子、黄精、山楂、决明子。

【功效主治】 补肝益肾，养血，明目，降脂。适用于肝肾阴虚、头晕、目眩、须发早白、高脂血症。

【用法用量】 口服，5 片 / 次，每日 3 次。

◎ 茶色素胶囊

【药物组成】 茶叶。

【功效主治】 清利头目，化痰消脂。用于治疗痰瘀互结引起的头目眩晕、胸闷胸痛及高脂血症、冠心病、心绞痛、脑梗死等具有上述证候者。

【用法用量】 每次 1 粒(每粒重 0.24 克)，每日 3 次，温开水送服。

◎ 安脂舒胶囊

【药物组成】 何首乌、䗪虫粉等。

【功效主治】 降脂补肾。适用于肾亏型形体肥胖者。其可明显降低甘油三酯、总胆固醇水平，增高高密度脂蛋白水平，具有抗血栓的作用。

【用法用量】 每次 2 粒，每日 3 次，疗程 1 个月。

◎ 血脂宁丸

【药物组成】 山楂、何首乌、荷叶等。

【功效主治】 降低血脂，软化血管。用于治疗高脂血症、冠心病，应用指征是瘀浊痹阻脉络，主要见症为血脂增高、胸闷胸痛、头痛头晕、肢麻等。

【用法用量】 每次 2 丸(每丸重 9 克)，每日 2 ~ 3 次，温开水送服。

◎ 乐脉颗粒

【药物组成】 丹参、川芎、赤芍、红花、香附、木香、山楂。

【功效主治】 行气活血，化瘀通脉。用于气滞血瘀所致的头疼、眩晕、胸痛、心悸及冠心病心绞痛、多发性脑梗死见上述证候者。

【用法用量】 开水冲服，每次 1 ~ 2 袋，每日 3 次。

◎ 山楂降脂片

【药物组成】 决明子、山楂、荷叶。

【功效主治】 清热活血，降浊通便。用于治疗痰浊瘀滞所致的高血压病、高脂血症，亦可用于预防动脉粥样硬化。

【用法用量】 每次8片(每片重0.35克)，每日3次，温开水送服。

◎ 消脂护肝胶囊

【药物组成】 泽泻、山楂、黄芪、决明子、赤芍、郁金、金钱草、柴胡。

【功效主治】 适用于气滞血瘀型高脂血症、脂肪肝，有疏肝理气、活血化瘀的作用。

【用法用量】 每日3次，每次3粒。

◎ 心血宁片

【药物组成】 葛根提取物、山楂提取物。

【功效主治】 活血化瘀，通络止痛。用于心血瘀阻、瘀阻脑络引起的胸痹、眩晕及冠心病、高血压病、心绞痛、高脂血症等见上述证候者。

【用法用量】 口服，每次4片，每日3次，或遵医嘱。

◎ 山楂精降脂片

【药物组成】 山楂提取物。

【功效主治】 降低血脂。主要用于治疗高脂血症，亦可用于冠心病和高血压病的辅助治疗。

【用法用量】 每次1～2片(每片重0.4克)，每日3次，温开水送服。

◎ 脂必妥

【药物组成】 山楂、白术、红曲等。

【功效主治】 消痰化瘀，健脾和胃。适用于痰瘀互结、血气不利所致的高脂血症。症见头晕、胸闷、腹胀、食欲减退、神疲乏力等。

【用法用量】 口服，3片/次，每日3次。

【注意事项】 孕妇及哺乳期妇女禁用。服药期间及停药后应尽量避免高脂饮食，如肥肉、禽肉皮、内脏、蛋黄等。

◎ 黄贞降脂片

【药物组成】 大黄、女贞子、泽泻、山楂、三七。

【功效主治】 适用于痰瘀互结型高脂血症，有活血化瘀、健脾利湿的作用。

【用法用量】 每次3片，每日4～6次。

◎ 芪蛭祛脂丸

【药物组成】 生黄芪、丹参、山楂、何首乌、水蛭、红花、皂荚、明矾、葛根、薏苡仁。

【功效主治】 适用于气滞血瘀型高脂血症，有活血祛瘀、健脾化痰的作用。

【用法用量】 每日1丸，分3次空腹吞服。

◎ 脉安冲剂

【药物组成】 北山楂、麦芽。

【功效主治】 降低血脂。用于治疗高脂血症、动脉粥样硬化。

【用法用量】 每次1袋（每袋重20克），每日2次，开水冲服。

◎ 脉脂宁胶囊

【药物组成】 何首乌、枸杞子、冬虫夏草、藏红花酒、大黄、泽泻、石菖蒲、大皂荚、姜黄。

【功效主治】 补益，泻下。其用于治疗瘀热积滞、气滞血瘀型高脂血症，有祛热通便、凉血解毒、逐瘀通经、降脂减肥的作用。

【用法用量】 每次2粒，每日3次。

◎ 天山丹

【药物组成】 天竺黄、山楂、丹参、泽泻。

【功效主治】 适用于气滞血瘀型高脂血症，有清热利湿、活血化瘀的作用。

【用法用量】 每片 0.5 克，每日 3 次，每次 4 片。

◎ 益寿调脂片

【药物组成】 黄芪、丹参、枸杞子、何首乌、大蒜。

【功效主治】 温里补益。适用于气虚血瘀所致的高脂血症、脾胃虚寒型肥胖症。可降低血清总胆固醇、甘油三酯，升高血清高密度脂蛋白，调脂，抗脂质过氧化，清除氧自由基。

【用法用量】 每次 2 片，每天 3 次。

◎ 软脉灵

【药物组成】 人参、熟地黄、枸杞子、何首乌、牛膝、川芎、当归、丹参等。

【功效主治】 滋补肝肾，益气养血。适用于心脑血管疾病所致的头晕头痛、胸闷心悸等症。主要治疗早期动脉硬化、卒中、冠心病、心肌炎等疾病。

【用法用量】 口服，15 毫升／次，2 次／日，连续服药 40 天为 1 个疗程。

◎ 活血降脂胶囊

【药物组成】 丹参、生山楂、何首乌、葛根、赤芍、当归、枸杞子、桃仁、红花。

【功效主治】 适用于气滞血瘀型高脂血症，有活血化瘀的作用。

【用法用量】 每粒 0.3 克，每日 3 次，每次 5 粒，温开水送服。

◎ 脂青胶丸

【药物组成】 红参、制何首乌、大黄（酒炙）、竹叶、柴胡、红花等。

【功效主治】 滋补肝肾，活血化瘀。适用于肝肾阴虚所致高脂血症。

【用法用量】 口服，4粒／次，每日3次。

◎ 脂降宁片

【药物组成】 山楂、制何首乌、丹参、葛根、瓜蒌、决明子、氯贝酸铝、维生素C。

【功效主治】 行气散瘀，活血通经，益精血，降血脂。用于治疗胸痹心痛、眩晕耳鸣、肢体麻木的高脂血症患者。

【用法用量】 每次3～4片（每片重0.4克），每日3次，温开水送服。

◎ 心舒宝片

【药物组成】 丹参、白芍、刺五加、郁金、山楂等。

【功效主治】 活血化瘀，益气止痛。适用于冠心病、气虚血瘀引起的胸闷、心绞痛及高血压病、高脂血症、动脉硬化等。

【用法用量】 口服，1～2片／次，2次／日，饭后服。

◎ 三仙降脂胶囊

【药物组成】 决明子、蒲黄、泽泻。

【功效主治】 清热渗湿。用于治疗脾肾两虚型高脂血症。症见目赤涩痛、羞明多泪、头痛眩晕、目暗不明、大便秘结、形体肥胖、胸腹胀满、排尿不利、水肿、泄泻等。其有降低血清总胆固醇、甘油三酯及升高血清高密度脂蛋白的作用。

【用法用量】 每次3粒，每天1次。

◎ 清脉降脂丸

【药物组成】 丹参、决明子、泽泻、何首乌、生山楂。

【功效主治】 适用于痰瘀互结型高脂血症，有利湿化痰、行气活血的作用。

【用法用量】 每日3次，每次6克，饭后服。

◎ 益多酯胶囊

【药物组成】 普洱叶、刺五加、山楂、莱菔子、荷叶、葛根、菊花、黄芪、黄精、何首乌、茺蔚子、杜仲、大黄、三七、槐花、桑寄生。

【功效主治】 消食积，降血脂，通血脉，益气血。用于治疗高脂血症、动脉粥样硬化患者。

【用法用量】 每次5粒（每粒重0.3克），每日3次，温开水送服。

◎ 玉楂冲剂

【药物组成】 玉竹、山楂。

【功效主治】 扩张冠状动脉，降血脂。适用于冠心病引起的心绞痛及高甘油三酯血症。

【用法用量】 1袋/次，每日2～3次，开水冲服。

◎ 降脂化浊片

【药物组成】 丹参、海藻、何首乌。

【功效主治】 补益。适用于肾亏型形体肥胖和气虚痰盛型高脂血症。有降低血清总胆固醇、甘油三酯及升高血清高密度脂蛋白的作用。

【用法用量】 每次3片，每日2次。

◎ 亿脂灵

【药物组成】 水蛭、蟅虫、益母草、五加皮、黄芪、山楂、泽泻、何首乌。

【功效主治】 适用于气滞血瘀型高脂血症，有疏肝行气之作用。

【用法用量】 每丸含生药9克，每日2次，每次1丸，饭后半小时服。

◎ 降脂化瘀丸

【药物组成】 泽泻、葛根、何首乌、丹参、荷叶、决明子、姜黄、玉竹。

【功效主治】 适用于痰瘀互结型高脂血症，有清热化痰、祛瘀通络的作用。

【用法用量】 每粒 0.5 克，每日 3 次，每次 3 粒，凉开水送服。

◎ 消栓通络胶囊

【药物组成】 川芎、丹参、黄芪、泽泻、三七、槐花、桂枝、郁金、木香、冰片、山楂。

【功效主治】 活血化瘀，温经通络。用于血脂增高或脑血栓引起的精神呆滞、舌根发硬、言语迟涩、发音不清、手足发凉、活动疼痛。

【用法用量】 每次 3 ~ 6 粒（每粒重 0.35 克），每日 3 次，温开水送服。

◎ 健脾降脂冲剂

【药物组成】 山楂、泽泻、丹参、灵芝等。

【功效主治】 健脾，化浊，益气，活血。适用于脾运失调、气虚、血瘀引起的高脂血症，以及眩晕耳鸣、胸闷纳呆、心悸气短等。

【用法用量】 口服，10 克 / 次，每日 3 次。20 日为 1 个疗程。

◎ 红花注射液

【药物组成】 红花黄色素。

【功效主治】 活血化瘀，消肿止痛。主要适用于闭塞性脑血管疾病、冠心病、心肌梗死，对高脂血症、糖尿病并发症、脉管炎、月经不调、类风湿性关节炎等有辅助治疗作用。

【用法用量】 为注射剂型，使用请遵医嘱。

◎ 脉络宁注射液

【药物组成】 金银花、玄参、牛膝等。

【功效主治】 适用于糖尿病并发高脂血症，尤其是甘油三酯升高。还可用于血栓闭塞性脉管炎、动脉硬化性闭塞症、脑血栓形成及后遗症、多发性大动脉炎、四肢急性动脉栓塞症、糖尿病坏疽、静脉血栓形成及血栓性静脉炎等。

【用法用量】 为注射剂型，使用请遵医嘱。

第四节　常用的降脂复方

目前研究和应用较多的是根据高脂血症的不同证型所设立的复方制剂，除大柴胡汤等降脂古方外，临床中医师还可根据自己的经验和患者的辨证情况，拟定相应的药方。这里介绍一些常见降脂药方的基本组成，以供参考。应用时应因人而异，视高脂血症患者的辨证情况调整（加减）。

◎ 大柴胡汤

【方药组成】 柴胡15克，黄芩9克，芍药9克，半夏9克，生姜15克，枳实9克，大枣4枚，大黄6克。

【用法用量】 水煎2次，去渣，再煎，分2次温服。

【功效主治】 和解少阳，内泄热结。适用于高脂血症。

【药方来源】《金匮要略》。

◎ 桂枝茯苓丸

【方药组成】 桂枝、茯苓、牡丹（去心）、桃仁（去皮、尖，熬）、芍药各等分。

【用法用量】 上五味，研成细末，过筛混匀，每100克加炼蜜

90 ～ 110 克，制成大蜜丸如花生大。每日空腹时服 1 ～ 3 丸。

【功效主治】 活血化瘀，缓消肿块。适用于高脂血症。

【药方来源】《金匮要略》。

◎ 小柴胡汤

【方药组成】 柴胡 24 克，黄芩 9 克，人参 9 克，甘草 6 克，半夏 9 克，生姜 9 克，大枣 4 枚。

【用法用量】 上七味，以水 2400 毫升，煮取 1200 毫升，去滓，再煎，取 600 毫升，温服 200 毫升，3 服／日。

【功效主治】 和解少阳，和胃降逆，扶正祛邪。适用于高脂血症。

【药方来源】《伤寒论》。

◎ 桃核承气汤

【方药组成】 桃仁 2.5 克，桂枝 2.5 克，大黄 5 克，芒硝 2.5 克，甘草 2.5 克。

【用法用量】 上五味，以水 700 毫升，煮前四味，取 300 毫升，去滓，纳芒硝，更上火微沸，下火，空腹时温服 100 毫升，3 服／日。

【功效主治】 破血逐瘀，清热润燥。适用于高脂血症。

【药方来源】《伤寒论》。

◎ 八味地黄丸

【方药组成】 熟地黄 30 克，山茱萸 15 克，山药 15 克，茯苓 9 克，牡丹皮 9 克，泽泻 9 克，川芎 30 克，肉桂 3 克。

【用法用量】 水煎服，1 剂／日，2 次／日。

【功效主治】 补肾水，降虚火。适用于高脂血症。

【药方来源】《辨证录》。

◎ 血府逐瘀汤

【方药组成】 当归 9 克，生地黄 9 克，桃仁 12 克，红花 9 克，枳壳 6 克，赤芍 6 克，柴胡 3 克，甘草 3 克，桔梗 4.5 克，川芎 4.5 克，牛膝 10 克。

【用法用量】 水煎服。

【功效主治】 活血祛瘀，行气止痛。适用于高脂血症。

【药方来源】 《医林改错》。

◎ 三黄泻心汤

【方药组成】 大黄 10 克，黄连、黄芩各 5 克。

【用法用量】 上三味，以水 800 毫升，煮取 250 毫升，顿服之。

【功效主治】 泻火解毒，燥湿泄热。适用于高脂血症。

【药方来源】 《奇效良方》。

第五节　常用的降脂西药

一、他汀类药物

他汀类药是一类新型的调节血脂药。此类药物抑制肝脏胆固醇的合成，主要是降低胆固醇和低密度脂蛋白，同时有降低甘油三酯和升高高密度脂蛋白的作用。他汀类药物现有制剂有洛伐他汀、辛伐他汀、普伐他汀、阿托伐他汀等。他汀类药物可使血总胆固醇降低 25% ~ 35%，低密度脂蛋白减少 30% ~ 40%，但对降低甘油三酯和升高高密度脂蛋白的疗效略差，所以主要用于高胆固醇血症的防治。

他汀类药物不仅能有效降低胆固醇和低密度脂蛋白水平，显著降低与血脂有关的冠状动脉粥样硬化的发病率和死亡率，而且还有抗氧化、抗炎、抑制细胞增殖、免疫抑制、调节血管内皮细胞的舒缩功能和抑制血小板聚集等作用，这已成为冠心病预防和治疗领域的热点。

另外，他汀类药物在调节血脂的同时，可促进骨合成代谢，增加新骨形成和骨密度，降低骨质疏松患者发生骨折的危险，防止应用皮质激素引起骨坏死，对血脂异常伴骨质疏松或伴自身免疫性疾病，需用皮质激素类药物治疗的中老年患者，无疑是一类极具优势的药物，可获得一举两得的用药效果。以下是几种常见的他汀类药物。

◎ 洛伐他汀

洛伐他汀又名美降脂、美降之、乐瓦停、洛之达、洛特和罗华宁。

【临床应用】 本品降低总胆固醇及低密度脂蛋白－胆固醇，升高高密度脂蛋白－胆固醇，从而降低总胆固醇／高密度脂蛋白－胆固醇的比值及低密度脂蛋白－胆固醇／高密度脂蛋白－胆固醇的比值，故适用于Ⅱa、Ⅱb、Ⅲ型高脂血症。

【用法用量】 常用量一般为20毫克，口服，每晚1片。此后，视疗效情况可做增减。通常疗效与剂量有关，20毫克，2次／日，可降低低密度脂蛋白－胆固醇25%～30%；40毫克，2次／日，则可降低35%～40%。

【不良反应】 副作用小，可能有胃肠胀气、腹泻、恶心、消化不良、食欲不振、疲乏、头晕、皮疹、肌痛、阻塞性黄疸、视物模糊、晶体浑浊等。或有一过性谷丙转氨酶及肌酸激酶升高。

【注意事项】 不宜与免疫抑制剂（如环孢霉素）、烟酸类降脂药及红霉素同服，以免引起横纹肌溶解症。可与胆酸隔置剂同服，这样可使低密度脂蛋白降低50%～60%。因为两药联合使用既抑制了低密度脂蛋白的合成，又增加了低密度脂蛋白的清除，疗效增加，用药剂量可比单用时减少。纯合子高胆固醇血症不宜用，肾功能不全者禁用。动物试验发现大剂量有致畸作用，可引起骨骼异常，虽在人类未发现致畸形，但妊娠期应尽量避免使用。若转氨酶活性增高为正常的3倍以上，则应停药。不宜用于儿童，曾有肝病和酗酒者服药应慎重。本药与考来烯胺合用有相加作用。

◎ 阿托伐他汀

阿托伐他汀又名立普妥，是美国处方量最多的降胆固醇药物。

【临床应用】 适用于原发性高胆固醇血症、混合性高脂血症（Ⅱa型、Ⅱb型）、纯合子家族性高胆固醇血症。在控制饮食的同时，服用立普妥可以大大降低胆固醇水平。

【用法用量】 常用量为口服 10 毫克／天，最大剂量为 80 毫克／天。在 1 天总剂量相同时，1 天服 2 次比 1 天服 1 次更有效。若每天服 1 次，则于晚饭后服效果更好。初始剂量治疗达标率高，1 日 1 次，迅速简便，不受进食影响。

【不良反应】 本药的毒副作用多由药物对机体的直接毒性作用引起。见胃肠功能紊乱、恶心、失眠、肌肉触痛及皮疹。肝源性转氨酶升高，停药后即可恢复正常。肌肉触痛，一过性血清肌酸激酶（CK）水平轻度升高，偶见横纹肌溶解症，这是一种严重的毒副作用，由此，服药时应定期监测一过性血清肌酸激酶水平。少数患者服药后血浆碱性磷酸酶水平升高。

【注意事项】 本药短期应用是安全的。长期应用，必须定期询问有无肌肉方面的症状，同时必须定期复查肝功能及一过性血清肌酸激酶水平。服药后出现肌无力、肌痛等症状者更应积极监测一过性血清肌酸激酶水平。当一过性血清肌酸激酶水平升高到正常上限 10 倍以上，应及时停药。本药不宜与烟酸、吉非贝齐、环孢霉素、雷公藤及环磷酰胺合用，以免引起严重的肌肉及肝肾功能损害。有条件者，应定期行眼科检查，警惕白内障的发生。

◎ 辛伐他汀

辛伐他汀又名为舒降之、新瓦斯坦汀、塞瓦汀。本品是第二代他汀类药，属美降之的衍生物，由土曲霉素酵解产物衍生的半合成降脂药。

【临床应用】 当饮食治疗或其他非药物治疗效果欠佳时，可用本药降低原发性高胆固醇血症、杂合子家族性高胆固醇血症或混合性高脂血症、纯合子家族性高胆固醇血症患者的总胆固醇和低密度脂蛋白－胆固醇、甘油三酯水平，同时还升高高密度脂蛋白－胆固醇，可与胆酸隔置剂合用。对冠心病患者，可减少死亡的危险性，降低非致死性心肌梗死的危险性，延缓冠状动脉粥样硬化的进展，包括新病灶和完全阻塞的发生。

【用法用量】 对高胆固醇血症，一般始服剂量为每日 10 毫克，晚间顿服；对于胆固醇水平轻中度升高患者，始服剂量为每晚 5 毫克。若需调整剂量则应隔 4 周以上。最大剂量为每日 40 毫克，晚间顿服。当低密度脂蛋白－胆固醇水平降至 1.94 毫摩尔／升（75 毫克／分升）或总胆固醇水平降至 3.64 毫摩尔／升（140 毫克／分升）以下时，应降低舒降之的服用剂量。对冠心病患者，可以每日晚上服 20 毫克作为起始剂量。若需调整剂量，方法同上。

【不良反应】 一般耐受性良好，副作用轻微且为一过性。一般为腹痛、便秘、胃肠胀气、疲乏无力、头痛，罕见肝炎及变态反应。

【注意事项】 已知对拜斯亭中的任何成分过敏者、有肝病史或大量饮酒习惯者慎用。治疗前对于转氨酶有升高现象患者，应加强检查并多加留意。血清转氨酶超过正常值 3 倍以上时应立即停药。若血清肌酸激酶显著上升应立即停药。有生育可能的妇女及哺乳期妇女，暂不宜服本药物。

◎ 普伐他汀

普伐他汀又名普拉固片。

【临床应用】 适用于饮食限制仍不能控制的原发性高胆固醇血症（Ⅱa 和Ⅱb 型）。

【用法用量】 成人，开始 10 毫克，晚餐后顿服。最高可达 20 毫克。

【不良反应】 轻度转氨酶升高、皮疹、肌痛、头痛、恶心、呕吐、腹泻、疲乏等。

【注意事项】 孕妇、哺乳期妇女禁用。对本品过敏、活动性肝炎或肝功能异常者禁用。对于家族性高胆固醇血症疗效差者慎用。有肝病史、酗酒史者慎用。定期检查肝功能。

◎ 氟伐他汀

氟伐他汀又名来适可。

【临床应用】　用于治疗杂合子家族性高胆固醇血症及纯合子家族性高胆固醇血症、原发性和非胰岛素依赖型糖尿病患者并发的高胆固醇血症。

【用法用量】　口服的开始剂量1次20毫克，1日1次，4～6周后可增至1次20毫克，1日2次。

【不良反应】　轻微而短暂的消化不良、恶心、腹痛、失眠、头痛、肝功能异常。

【注意事项】　活动性肝炎或不明原因的血清转氨酶持续升高者、孕妇及哺乳期妇女、18岁以下患者禁用。有肝病及过量饮酒史者慎用。对伴有无法解释的弥漫性肌痛、肌肉触痛或肌无力及肌酸激酶明显升高超过正常上限10倍患者，应考虑肌病的可能性。

二、贝特类药物

贝特类又称贝丁酸或纤维酸类，通过抑制腺苷酸环化酶，抑制脂肪组织水解，使血中的非酯化脂肪酸含量减少，使肝脏极低密度脂蛋白合成及分泌减少，并通过增强蛋白脂酶的活性，加速极低密度脂蛋白和甘油三酯的分解，因而可降低血中的极低密度脂蛋白、甘油三酯、低密度脂蛋白和总胆固醇。此类药物不良反应轻微，以胃肠道症状为主。

◎ 氯贝特

氯贝特又名氯贝丁酯、安妥明。

【临床应用】　适用于除I型高脂蛋白血症及纯合子家族性高胆固醇血症以外的任何类型高脂血症。对治疗高甘油三酯血症及对以甘油三酯增高为主的混合型高脂血症更有效。氯贝特可使血小板的黏附和聚集功能减弱，使血中过高的纤维蛋白原含量降低，增加纤溶活性，减少血栓形成。另外其可增加尿酸的排泄，适用于并发冠心病、脑血栓及痛风患者。

【用法用量】 口服，0.25～0.5克／次，3次／日。

【不良反应】 短期服用，不良反应轻微，主要为恶心、腹胀和腹泻等胃肠道症状，偶见头痛、乏力、皮疹、脱发、阳痿或性欲减退，可有一过性转氨酶升高。长期服药，可使胆结石的发生率明显增高。个别患者服药后发生肌痛、肌无力、肌挛缩、肌强直，同时血中一过性血清肌酸激酶活性明显增高。WHO研究发现，长期服用死亡率有增高趋势，故已禁用。

【注意事项】 服药期间应定期复查肝、肾功能及一过性血清肌酸激酶，如有明显异常，应及时减少剂量或停药。孕妇、哺乳期妇女及有生育可能的妇女应忌用此药。氯贝特能增强华法林等抗凝药的作用，同时服用抗凝药时，应注意调整剂量。与磺脲类降糖药合用时，应防止发生低血糖。

◎ **非诺贝特**

非诺贝特又名力平之、普鲁脂芬、苯酰降脂丙酯、降脂异丙酯。

【临床应用】 除能调节血脂外，还可使血尿酸含量减少，使纤维蛋白原含量降低，增加抗凝剂效力。适用于高胆固醇血症、混合型高脂血症、高尿酸血症和继发性高脂血症。

【用法用量】 口服，0.1克／次，3次／日。当胆固醇水平恢复正常时，将1天剂量改为0.1～0.2克维持治疗。

【不良反应】 服药后仅有口干、食欲减退、大便次数增多、湿疹等不良反应。个别病例可见转氨酶及尿素氮或肌酐升高，停药后迅速恢复正常。

【注意事项】 肝肾功能不良者、孕妇、哺乳期妇女及有生育可能的妇女忌用。同时服用抗凝药者，应注意抗凝药剂量的调整。长期服用非诺贝特，应定期进行肝、肾功能检查，若有明显异常者，应及时减少剂量或停药。

◎ 益多酯

益多酯又名特调酯、洛尼特。

【临床应用】 能降低极低密度脂蛋白、低密度脂蛋白、甘油三酯和胆固醇，还可降低血尿酸水平。适用于Ⅱ、Ⅲ、Ⅳ、Ⅴ型高脂血症，其作用大于氯贝特。

【用法用量】 口服，0.25克／次，2～3次／日。

【不良反应】 常见不良反应为轻度消化系统症状，皮肤痒，白细胞减少，一过性转氨酶活性升高，尿素氮及血尿酸水平升高。益多酯还能增强抗凝药的作用。

【注意事项】 长期服用时，应定期监测肝、肾功能，复查白细胞计数。注意调整抗凝药的用量。溃疡病及肝肾功能不全者慎用此药。

◎ 苯扎贝特

苯扎贝特又名必降脂、脂康平。

【临床应用】 可降低各种高脂血症的总胆固醇和甘油三酯，并改善伴有脂质代谢障碍的糖尿病患者的代谢，降低空腹血糖。

【用法用量】 口服，0.2克／次，3次／日，饭后服用。

【不良反应】 常见食欲不振、恶心和胃部不适等胃肠道症状，通常为时短暂，不需停药。可见皮肤瘙痒、荨麻疹、皮疹、脱发、头痛、头晕、失眠、性欲减退等症。偶见伴有一过性血清肌酸激酶活性增高的肌炎样肌痛、肌肉抽搐，药物性横纹肌溶解症。

【注意事项】 肾功能不全者慎用此药，剂量宜小，肾功能不全本身容易引起药物过量，苯扎贝特也可能加重肾功能不全。除脂肪肝外的肝、胆疾病患者、妊娠及哺乳期妇女、儿童均不宜服用本药。同时服用双香豆素类抗凝剂者，应减少服用抗凝剂约30%。苯扎贝特引起的副作用都很轻，多见于服药之初的几个月之内，继续服药可自行消失。长期服用时，应定期复查肝、肾功能及一过性血清肌酸激酶活性，有明显异常情况出现时，应及时减少服药剂量或停药。

◎ 吉非贝齐

吉非贝齐又名诺衡、湘江诺衡、康利脂、洁脂。

【临床应用】 用于治疗Ⅱa、Ⅱb、Ⅳ型高脂血症，且可升高高密度脂蛋白，可治疗血脂过高引起的黄色瘤、低高密度脂蛋白血症或冠心病合并高密度脂蛋白低下患者。

【用法用量】 口服，0.6克/次，2次/日，或上午服0.6克，下午服0.3克。服药后3～4周能明显见效。

【不良反应】 服药后有恶心、烧心、呕吐、食欲不振、腹痛和腹泻等消化系统症状。偶见嗜酸性粒细胞减少、皮肤红斑、皮疹、肌肉疼痛、视力模糊、轻度贫血及胆结石。可见一过性转氨酶及肌酸激酶活性增高。

【注意事项】 吉非贝齐有增强抗凝剂药效及升高血糖的作用，服药时应注意调整抗凝药及降血糖药的剂量。服用吉非贝齐，应定期复查肝、肾功能及一过性血清肌酸激酶，如有明显异常，应及时减少服药剂量或停药。

◎ 降脂新

降脂新又名利贝特、新安妥明、降脂哌啶。

【临床应用】 适用于Ⅱ、Ⅲ、Ⅳ型高脂血症。对安妥明无效的Ⅱ型高脂血症亦有效。与安妥明相似，只是降胆固醇作用较显著。因它可促进胆固醇氧化和胆酸的排泄，有明显的降β-脂蛋白作用，降脂作用是安妥明的10倍。

【用法用量】 12.5毫克/片。口服，25毫克/次，3次/日。

【不良反应】 部分高血压病患者服药期间血压下降，需调整降压药剂量。偶见胃肠道不适。

【注意事项】 肝肾功能衰竭时禁用。

三、胆酸螯合剂类药物

胆酸螯合剂降血脂机制是阻止胆酸或胆固醇从肠道吸收，促进胆酸或胆固醇随粪便排出，促进胆固醇的降解。这类药有树脂类、新霉素类、β-谷固醇及活性炭等。新霉素类及β-谷固醇因毒副作用大或疗效欠理想，实际上已被淘汰。活性炭近年来曾试用于临床，其确切疗效与安全性尚待进一步证实。文献报道临床应用较多的有阴离子碱性树脂。这类树脂，在肠道内与胆酸呈不可逆的结合，且这类树脂在肠道内不能被吸收，从而胆酸从肠道的回吸收减少，随粪便从肠道排出的胆酸增加，由此促使肝细胞增加胆酸合成。因胆固醇是肝细胞合成胆酸的原料，胆酸合成增加，肝细胞内的胆固醇消耗就增加，肝细胞内胆固醇库存量就减少，通过反馈机制，刺激肝细胞膜加速合成 LDL 受体，使肝细胞膜 LDL 受体数目增多，活性增强，以更多地与血流中的 LDL 结合，并摄入肝细胞内进行代谢，终于使血液中 LDL 减少，LDL 重量的45% 左右是胆固醇，从而使血清 LDL-C 及 TC 水平降低。另外，从肠道吸收胆固醇的过程中，需胆酸起乳化作用，胆酸被树脂吸附随粪便从肠道排出，势必影响胆固醇从肠道的消化吸收。因此，服用树脂类后，一般 TC 可降 10%～20%，LDL-C 可降 15%～25%，TG 稍有增加或无明显变化、HDL-C 可能有中等量增加。本类药物对肝肾无毒性。

本类药适合于除纯合子家族性高胆固醇血症（FH）以外的任何类型的高胆固醇血症。对任何类型的高甘油三酯血症无效。对血清 TC 与 TG 都升高的混合型高脂血症，须与其他类型的降血脂药合用才能奏效。主要的胆酸螯合剂简介如下。

◎ 考来烯胺

考来烯胺又名消胆胺、降胆树脂1号、降胆敏、消胆胺脂。

【临床应用】 适用于低密度脂蛋白增高型高脂血症，即Ⅱa、Ⅱb型高脂血症。该药口服后肠内不吸收，其氯离子与胆汁内胆酸起交换作用，而本身则与胆酸螯合成螯合物由大便排出。由于胆固醇在肠道内吸收需依赖于胆酸的存在，胆酸排出增加后，肠道内胆固醇吸收减少。另外，由于血中胆酸降低，促使胆固醇转化为胆酸，进一步使细胞内胆固醇含量降低。

【用法用量】 本品为散剂。4 ~ 5 克 / 次，口服，3 次 / 日，饭后服用。

【不良反应】 多见便秘，此外有腹胀、恶心。长期服用引起脂肪吸收不良，影响脂溶性维生素和钙的吸收。

【注意事项】 便秘、胃肠功能不佳者慎用。

◎ **考来替泊**

考来替泊又名降胆宁、降胆树脂 2 号。

【临床应用】 适用于 Ⅱa、Ⅱb 型高脂血症。与胆固醇胺相同，可使胆固醇降低 20%。

【用法用量】 本品为散剂。4 ~ 5 克 / 次，口服，3 次 / 日，饭后服用。

【不良反应】 多见便秘，此外有腹胀、恶心。长期服用引起脂肪吸收不良，影响脂溶性维生素和钙的吸收。

【注意事项】 便秘、胃肠功能不佳者慎用。

◎ **地维希胺**

地维希胺为阴离子交换树脂。

【临床应用】 适用于 Ⅱ 型高脂血症。该药口服后肠内不吸收，其氯离子与胆汁内胆酸起交换作用，而本身则与胆酸螯合成螯合物由大便排出。由于胆固醇在肠道内吸收需依赖于胆酸的存在，胆酸排出增加后，肠道内胆固醇吸收减少。另外，由于血中胆酸降低，促使胆固醇转化为胆酸，进一步使细胞内胆固醇含量降低。

【用法用量】 3 克 / 次。搅拌成悬浮液 100 毫升口服，3 次 / 日，饭前饮服。

【注意事项】 胃肠功能不全者慎用。

四、烟酸类制剂

烟酸调节血脂的主要机制是抑制 CAMP 的形成，因 CAMP 有激活甘油三酯酶活性的作用，能促使甘油三酯裂解为游离脂肪酸及甘油，CAMP 形成减少了，外周脂肪组织中甘油三酯裂解降低，游离脂肪的释放减少，血中非酯化脂肪酸的浓度下降，肝脏合成 VLDL 减少，进一步使 LDL 减少，故血中甘油三酯的含量下降。此外，烟酸还能促进胆固醇经肠道随粪便排泄，所以，又能降低血浆胆固醇含量。据观察，烟酸还能提高 HDL-C 的含量，目前机制未明。但烟酸必须大剂量应用时才有调血脂作用。此类药物主要有以下几种。

◎ 烟酸

烟酸又名烟草酸、烟酰胺。

【临床应用】 适用于除 I 型外的各型高脂血症。特别对 III、IV、V 型有效。大剂量时有降血脂作用。主要降低血清甘油三酯、胆固醇、极低密度脂蛋白和低密度脂蛋白。烟酸能激活脂蛋白脂酶的活力，使极低密度脂蛋白分解代谢增高，也降低了低密度脂蛋白的产生。烟酸影响 ATP 形成，抑制极低密度脂蛋白和低密度脂蛋白由肝脏释放。烟酸能促进胆固醇的氧化，加强粪便中胆固醇的排泄，阻碍游离胆固醇的酯化作用及低密度脂蛋白的合成。服药后高密度脂蛋白 - 胆固醇浓度增加。每天服烟酸 3 克，可使总胆固醇降低 10%，甘油三酯降低 26% 左右。

【用法用量】 一般从小剂量开始逐渐增加，以避免皮肤反应。开始时 100 毫克 / 次 / 日，饭后口服。每 3 ~ 7 天逐渐增加剂量，第一个月每日不超过 2.5 克，第二个月每日不超过 5 克，第三个月每日不超过 7.5 克。

【不良反应】 副作用较大，主要对胃有刺激性，可加重溃疡病及引起腹痛、腹泻，部分患者可出现皮肤潮红和瘙痒，并可使糖耐量减低及血尿酸升高。长期大量服用，个别患者可发生肝组织纤维化、胆管炎。

【注意事项】 溃疡病、肝病、痛风、糖尿病患者禁用。

◎ 烟酸肌醇

【临床应用】 该药调节血脂作用弱，仅用于轻度血脂增高患者。除适用于Ⅱ、Ⅳ型高脂血症外，还可治疗闭塞性动脉硬化、高血压病、雷诺病、心绞痛。口服后在体内逐渐水解成烟酸和肌醇，并分别发挥各自的药理作用持久，改善脂质代谢异常，降低 TG、TC。扩张血管作用比较缓和，肌醇尚有抗脂肪肝作用，并能减低毛细血管脆性，防止 TC 在肝内沉着。

【用法用量】 口服，0.2 ~ 0.4 克／次，3 次／日。

【不良反应】 皮肤瘙痒、恶心、多汗、面部潮红等，还有轻度降低血压和致心动过缓作用。

【注意事项】 对本品或其他烟酸类药物过敏者禁用。活动性溃疡病、有出血倾向者禁用。

◎ 灭脂灵

【临床应用】 治疗高脂血症、闭塞性动脉硬化和末梢循环障碍。本品服后在小肠水解出烟酸，具有缓和而持久的降血脂作用，启动纤维蛋白溶解酶、扩张血管，呈现抗实验性动脉粥样硬化的作用。

【用法用量】 口服，0.1 ~ 0.2 克／次，3 次／日。

【不良反应】 皮肤瘙痒和胃肠道反应。

【注意事项】 对本品过敏者禁用。

◎ 阿昔莫司

阿昔莫司又名乐脂平、氧甲吡嗪、吡莫酸。

【临床应用】 治疗除Ⅰ型以外的各型高脂血症和糖尿病并发高脂血症。阿昔莫司是一种新的人工合成的烟酸类衍生物，具有强烈、持久及良好的调血脂作用，能抑制脂肪组织的分解，减少游离脂肪酸的释放，减少肝脏合成甘油三酯的原料，并激活脂蛋白脂酶活力，加速低密度脂蛋白的分解，也抑制极低密度脂蛋白和低密度脂蛋白的合成，从而使甘油三酯和胆固醇水平降低，高密度脂蛋白升高。它抑制肝脏脂肪酶的活性，减少高密度脂蛋白的异化作用，提高抗动脉粥样硬化因子在血中浓度。可促进非胰岛素依赖性糖尿病的葡萄糖代谢，有效地降低空腹血糖水平。本品口服后完全被吸收，血中浓度在 2 小时内达峰值。半衰期为 2 小时，不与血中蛋白结合，以原形从尿中排出。该药降脂效果优异而卓越（甘油三酯降低 50%、胆固醇降低 25%、高密度脂蛋白升高 20%），能有效地降低冠心病的危险性。临床证实安全、有效，适合长期使用，是目前为止烟酸类制剂中最有前途的调血脂药物。

【用法用量】 0.25 克／粒。口服。Ⅳ型高脂血症者，1 粒／次，2 次／日。Ⅱ、Ⅲ、Ⅴ型高脂血症患者，1 粒／次，3 次／日，饭后服用。

【不良反应】 较少见。长期服用无痛风及胆石症形成的危险，不影响肝、肾功能。

【注意事项】 对本品过敏及消化道溃疡者、孕妇、哺乳期妇女、儿童禁用。

五、降脂的不饱和脂肪酸类药

它们均可抑制脂质在小肠的吸收，并抑制胆汁酸的再吸收，从而减少胆固醇的合成。

◎ 深海鱼油丸

鱼油，是提取自鱼身上的油脂，其中包含一般动植物非常罕见的脂肪酸，这种脂肪酸包含 DHA 和 EPA 两种。

【临床应用】 适用于高脂血症、肥胖症、脂肪肝等。连续服用 EPA（二十五碳五烯酸）30 ～ 60 天，可使正常人胆固醇降低 23% 以上，甘油三酯降低 50% 以上。对于高脂血症患者胆固醇可降低 40% 以上，甘油三酯降低 80% 以上。还能降低低密度脂蛋白，提高高密度脂蛋白。EPA 是人体制造前列腺素的原料，前列腺素能阻止血小板聚集，降低血液的黏稠度，防止血栓形成。EPA 能使心血管病的病死率降低一半，并有效地降低运动时的心绞痛，情绪激动时的心肌梗死。DHA 是大脑细胞形成、发育必不可少的物质。研究发现人脑中有大量 DHA，它以磷脂质的形式存在于脑中，而磷脂质又是脑细胞和脑外膜的必需物质。人们要有健全的脑细胞和外膜功能，必须有充足的 DHA 制造磷脂质。在通过血液传递到大脑的营养物质中，只有 DHA 可以穿过血脑屏障进入脑内。DHA 可以增强大脑的信息传递，增强及改善记忆能力，延缓衰老并能有效地防止健忘和老年性痴呆症。DHA 也是视网膜的重要组成部分，40% ~ 50% 的 EPA 和 DHA 能提供给糖尿病患者血管和视神经所需营养及功能成分，防止视力障碍、下肢发麻、全身浮肿等。

【用法用量】 口服，1 ~ 2 丸／天，进餐时服用。

【不良反应】 深海鱼油丸是纯天然鱼油制剂，无任何副作用，服用安全。

【注意事项】 暂无。

◎ 多烯康胶囊

多烯康胶囊又名海鱼油丸、复方二十五碳五烯酸胶丸。

【临床应用】 适用于高脂血症的治疗，冠心病和脑血栓的防治。抑制肝内胆固醇及甘油三酯合成，促进脂肪氧化，加速极低密度脂蛋白清除。能降低血清甘油三酯和总胆固醇，升高高密度脂蛋白 - 胆固醇，抗动脉粥样硬化，抑制血小板聚集和延缓血栓形成，具有显著的生理活性。

【用法用量】 口服，0.3 克／胶丸或 0.5 克／胶丸。1.5 ~ 1.8 克／次，3 次／日。

【不良反应】 遵医嘱几乎未见副作用。

【注意事项】 有出血性疾病者慎用。

◎ 月见草油胶囊

【临床应用】 适用于各型高脂血症、肥胖症、动脉粥样硬化、心肌梗死、脉管炎。在人体内，α - 亚麻酸可由 α - 亚油酸转化而来。如果体内缺少 α - 脱氢酶，则亚油酸的这一系列转化受限，引起 α - 亚麻酸的不足。α - 亚麻酸及其代谢产物前列腺素 E 具有十分重要的生理功能，可使体内不饱和脂肪酸含量增加，甘油三酯和胆固醇含量降低，而甘油三酯下降更明显。

【用法用量】 口服，0.5克／粒，1.5～2.0克／次，2～3次／日。

【不良反应】 可有厌食、恶心，偶见转氨酶增高等。

【注意事项】 未成年人、孕妇及哺乳期妇女慎用。

♥ 爱心小贴士

高脂血症患者服药有哪些注意事项？

服用降血脂药物时，患者必须清楚自己的血脂异常属于哪一种类型，然后在医生的指导下科学用药，不可自行随意更改药物和剂量；对于继发性（由其他疾病引起）血脂异常者应同时积极治疗原发疾病。

不同类型高脂血症患者的选药原则如下（表5-1）。

表5-1　不同类型高脂血症患者的选药原则

高脂血症分类	含义	首选药物	次选药物
高胆固醇血症	仅胆固醇值高	他汀类药物	胆酸螯合剂，也可考虑烟酸类、贝特类
高甘油三酯血症	仅甘油三酯值高	贝特类药物	烟酸类药物，若甘油三酯升高不明显，也可考虑深海鱼油
高胆固醇高甘油三酯血症	胆固醇和甘油三酯两者都高	他汀类药物（以胆固醇升高为主）	烟酸、贝特类
		贝特类药物（以甘油三酯升高为主）	烟酸类
低高密度脂蛋白胆固醇血症	低密度胆固醇（坏胆固醇）升高，高密度胆固醇（好胆固醇）降低	可选用他汀类药物、烟酸、贝特类或者胆酸螯合剂	

高脂血症患者在服药时应注意以下事项。

（1）对于血脂增高患者，应在降低低密度脂蛋白水平的同时，兼顾降低甘油三酯和升高高密度脂蛋白水平。

（2）对有高危险因素（如冠心病、糖尿病等）患者，应尽早积极地应用药物治疗。

（3）药物治疗与非药物治疗相结合，调脂疗法与控制其他疾病的危险因素相结合。

（4）坚持长期、合理用药，定期复查血糖、肝功能、心肌酶，对转氨酶升高3倍或有肌痛和心肌酶升高者，应考虑停药，对症状轻微者应在严密监督下维持治疗。

（5）由于血脂合成酶类在晚上活跃，每日服1次降脂药者，最好在晚餐后服用。

（6）应使用疗效肯定的药物，避免滥用保健品来代替有效药物。

第六章

高脂血症的

中医调养

耳尖

肾

肾上腺

内分泌

脾

心

缘中

皮质下

按摩

刮痧

艾灸

拔罐

沐浴

第一节 按 摩

中医学认为，进行适当的按摩能够疏通经络、宣通气血、调整人体各个器官的功能，对于各种类型的高脂血症患者均有一定疗效。具体来讲，具有以下功效。

（1）促进身体热量的消耗，有助于祛脂减肥。

（2）按摩腹部可加大能量消耗，促进肠蠕动，使多余的食物营养及时从肠道排出。

（3）按摩可以促进新陈代谢，加快脂肪的代谢和吸收，对消化系统、内分泌系统、神经体液代谢、糖代谢等都具有双向调节作用。

（4）按摩可以促进毛细血管的再生，消除脂肪中的水分，加速脂肪组织的"液化"及利用，进而起到降低血脂的作用。

一、头部按摩

◎ 穴位按摩

【有效穴位】

印堂、神庭、攒竹、太阳、翳风、风池、风府等。

表 6-1　头部按摩穴位

穴位名	定　位
印堂	位于额部，当两眉头之中间
神庭	位于头部，当前发际正中直上 0.5 寸
攒竹	位于面部，当眉头凹陷中，眶上切迹处
太阳	位于颞部，当眉梢与目外眦之间，向后约一横指的凹陷处
翳风	位于耳垂后方，当乳突与下颌角之间的凹陷处

穴位名	定　位
风池	位于项部，当枕骨之下，与风府相平，胸锁乳突肌与斜方肌上端之间的凹陷处
风府	位于项部，当后发际正中直上1寸，枕外隆凸直下，两侧斜方肌之间凹陷处

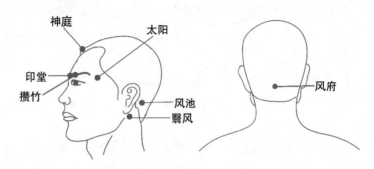

【按摩方法】

（1）按摩神庭穴。被按摩者坐姿，按摩者站在其身前，一手固定其身体，另一手除拇指以外的四指并拢置于其头部，用拇指按揉神庭2～3分钟。

（2）按摩攒竹穴。被按摩者仰卧，按摩者站在其头前，将除拇指以外的四指并拢置于其头部两侧，用拇指螺纹面按照额头至眼角的方向推攒竹，按摩1～2分钟。

（3）以食、中、无名、小指指端扫散头侧部20～30次，以耳上和耳后部胆经穴位为主，以达到局部微痛感为度。

（4）按摩印堂穴。被按摩者坐姿，按摩者站在其身前，一手扶肩，另一手除拇指以外的四指并拢置于一侧太阳，用拇指按揉印堂2～3分钟。

（5）食指指腹从前额正中抹向两侧太阳穴，并按揉太阳穴5～10次，再沿耳后下推至颈部，点揉翳风、风池、风府穴各1～2分钟，以局部有酸胀感为宜。

（6）五指拿捏头顶，至后头部时改为三指拿捏法，然后拿捏项部5～10次。

◎ 反射区按摩

【有效反射区】

运动区、胃区、生殖区、运用区。

表 6-2　头部按摩反射区

反射区名	定　位
运动区	前发际与脑干包绕的区域，先找到额角，额角斜上方平行于各上肢区，如腕区、指区等，呈柱状区域
胃区	将清醒区与额角发际连成一条直线，将该连线分成三等分，从靠近清醒区的区域起，向发际内延伸约2cm。清醒区位于矢状线上，将前发际和前垂直线与矢状线交点连成一条直线，将该连线分为两等分，前1/2的区域为清醒区，两侧各延长1.5cm，宽约3cm
生殖区	从额角处向上引平行于前后正中线的2cm长的直线
运用区	脾区与胆区的上后方，即顶骨结节后方，约为2cm见方的区域。脾区定位：左侧顶骨结节后下方，后垂直线上约1.5cm的区域。胆区定位：右侧顶骨结节后下方，后垂直线上约为1.5cm的区域，与左侧脾反射区相对

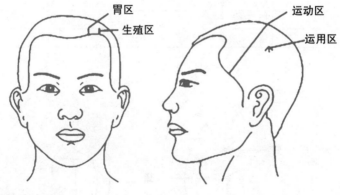

【按摩方法】

（1）按摩运动区　被按摩者坐姿，按摩者用拇指桡侧缘直推运动区2～3分钟。

（2）按摩胃区　被按摩者坐姿，按摩者用拇指桡侧缘直推胃区3～5分钟。

（3）按摩生殖区　被按摩者坐姿，按摩者用拇指桡侧直推生殖区

3 ～ 5分钟。

（4）**按摩运用区**　被按摩者坐姿，按摩者将食指和中指相叠，用指端叩敲运用区2 ～ 3分钟。

二、耳部按摩

【有效穴位】

内分泌、肾、胃、皮质下、肾上腺、耳尖、心、耳背心、缘中。

表6-3　耳部按摩穴位

穴位名	定位
内分泌	位于耳屏切迹内，耳甲腔的前下部
肾	位于耳甲艇部，对耳轮下脚下方后部
胃	位于耳轮脚消失处
皮质下	位于对耳屏内侧面
肾上腺	位于耳屏游离缘下部隆起的尖端
耳尖	位于耳轮顶端，与对耳轮上脚后缘相对的耳轮处
心	位于耳甲腔中心凹陷处
耳背心	位于耳背上部
缘中	位于对屏尖穴与轮屏切迹之间

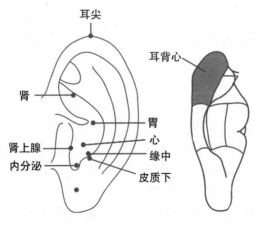

【按摩方法】

（1）被按摩者坐姿，按摩者将双手拇指置于其头部两侧，双手食指按压双耳内分泌2～3分钟。

（2）被按摩者坐姿，按摩者用双手食指按压双耳肾2～3分钟。

（3）被按摩者坐姿，按摩者将双手拇指置于其头部两侧，双手食指按揉双耳胃1～2分钟。

（4）被按摩者仰卧，按摩者将双手拇指置于其头部两侧，双手食指按揉双耳皮质下1～2分钟。

（5）被按摩者坐姿，按摩者用双手食指按压双耳肾上腺1～2分钟。

（6）被按摩者坐姿，按摩者用双手食指掐压双耳耳尖穴1～2分钟。

（7）被按摩者坐姿，按摩者将双手拇指置于其头部两侧，双手食指按揉双耳心1～2分钟。

（8）用拇指和食指相对施力，按揉耳背心1～2分钟。

（9）被按摩者坐姿，按摩者用双手食指按揉双耳缘中1～2分钟。

三、手部按摩

◎ 穴位按摩

【有效穴位】

合谷、劳宫、内关、少商、鱼际、太渊、阳池。

表6-4　手部按摩穴位

穴位名	定　位
合谷	位于手背，第1、2掌骨间，当第2掌骨桡侧的中点处
劳宫	位于手掌心，当第2、3掌骨之间偏于第3掌骨，握拳屈指的中指尖处
内关	位于前臂掌侧，当曲泽穴与大陵穴的连线上，腕横纹上2寸，掌长肌腱与桡侧腕屈肌腱之间
少商	位于拇指末节桡侧，距指甲角0.1寸
鱼际	位于拇指本节（第1掌指关节）后凹陷处，约当第1掌骨中点桡侧，赤白肉际处
太渊	位于腕掌侧横纹桡侧，桡动脉搏动处
阳池	位于腕背横纹中，当指总伸肌腱的尺侧缘

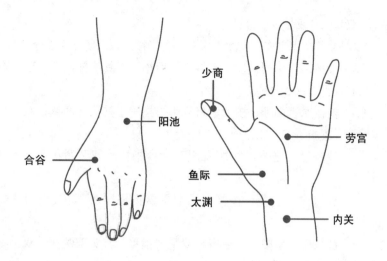

少商

阳池

合谷

劳宫

鱼际

太渊

内关

【按摩方法】

被按摩者坐姿，按摩者分别按揉以下穴位。

（1）**按摩合谷穴**　用拇指按揉合谷 2～3 分钟，以得气为度。

（2）**按摩劳宫穴**　将食指和拇指相对，用指端对拿捏劳宫 2 分钟，以得气为度。

（3）**按摩内关穴**　用拇指按揉内关 2～3 分钟，以得气为度。

（4）**按摩少商穴**　用拇指按揉少商 1～2 分钟，以得气为度。

（5）**按摩鱼际穴**　用拇指按揉鱼际 1～2 分钟，以得气为度。

（6）**按摩太渊穴**　用拇指按揉太渊 2～3 分钟，以得气为度。

（7）**按摩阳池穴**　用拇指点揉阳池 2～3 分钟，以得气为度。

◎ 反射区按摩

【有效反射区】

血压区、肺、支气管、肾、肾上腺、脾、胰腺、胃、十二指肠、小肠、大肠。

表 6-5　手部按摩反射区

反射区名	定　位
血压区	位于手背，包括第 1 掌骨、阳溪穴、第 2 掌骨所包围的区域及食指近节指骨近端 1/2 的桡侧
肺	位于双手掌侧，横跨第 2、3、4 掌骨，靠近掌指关节区域，斜方肌反射区下
支气管	位于中指第 3 近节指骨。其中中指根部为反射区敏感点
肾	位于双手掌中央
肾上腺	位于双手掌侧第 2、3 掌骨之间，距离第 2、3 掌骨头 1.5 ~ 2cm 处
脾	位于左手掌侧第 4、5 掌骨之间，膈反射区与横结肠反射区之间的区域
胰腺	位于双手胃反射区与十二指肠反射区之间，第 1 掌骨体中部的区域
胃	位于双手第 1 掌骨体远端
十二指肠	位于双手掌侧，第 1 掌骨体近端，胰腺反射区下方的区域
大肠	位于双手掌侧中下部，自右手掌尺侧手腕前缘起，顺右手掌第 4、5 掌骨间隙向手指方向上行，至第 5 掌骨体中段，约与虎口水平位置时转向桡侧，平行通过第 4、3、2 掌骨体中段。接着，至左手第 2、3、4 掌骨体中段，转至手腕方向，沿第 4、5 掌骨之间至腕掌关节止

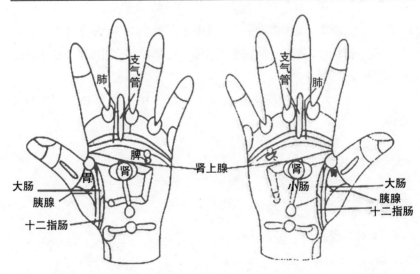

【按摩方法】

（1）按摩血压区　被按摩者坐姿，按摩者拿捏血压区 2 分钟。

（2）**按摩肺、支气管**　被按摩者坐姿，按摩者用拇指从手掌尺侧向其掌侧推按肺、支气管1～2分钟。

（3）**按摩肾**　被按摩者坐姿，按摩者用拇指按揉肾2～3分钟。

（4）**按摩肾上腺**　被按摩者坐姿，按摩者拇指推按肾上腺2～3分钟。

（5）**按摩脾**　被按摩者坐姿，按摩者用拇指按揉脾1～2分钟。

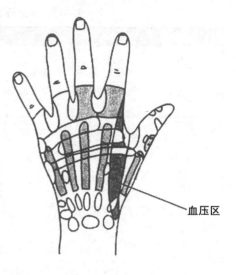

血压区

（6）**按摩胰腺**　被按摩者坐姿，按摩者用拇指指尖点按胰腺1～2分钟。

（7）**按摩胃**　被按摩者坐姿，按摩者拇指推按胃1～2分钟。

（8）**按摩十二指肠**　被按摩者坐姿，按摩者用拇指按揉十二指肠反射区1～2分钟。

（9）**按摩大肠**　被按摩者坐姿，按摩者用拇指推按大肠1～2分钟。

四、足部按摩

◎ **穴位按摩**

【有效穴位】

血海、足三里、涌泉、三阴交。

表 6-6　足部按摩穴位

穴位名	定　位
血海	位于大腿内侧，髌底内侧端上 2 寸，当股四头肌内侧头的隆起处
足三里	位于小腿前外侧，当犊鼻下 3 寸，距胫骨前缘一横中指
涌泉	位于足底部，卷足时足前部凹陷处，约当第 2、3 趾趾缝纹头端与足跟中点连线的前 1/3 与后 2/3 交点上
三阴交	位于小腿内侧，当足内踝尖上 3 寸，胫骨内侧缘后方

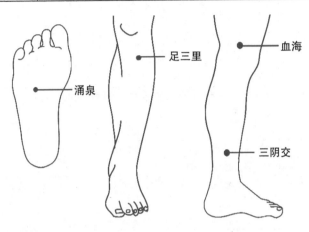

【按摩方法】

（1）**按摩血海穴**　被按摩者坐姿，按摩者用拇指按揉血海 2～3 分钟。

（2）**按摩足三里穴**　被按摩者仰卧，将双腿膝部屈起，按摩者用拇指按揉足三里 2～3 分钟，以出现温热感为宜。

（3）**按摩涌泉穴**　被按摩者仰卧，按摩者双手握住其足部，用双手拇指按揉涌泉穴 2～3 分钟，以出现温热感为宜。

（4）**按摩三阴交穴**　被按摩者仰卧，将双腿膝部屈起，按摩者用拇指按揉三阴交 2～3 分钟，以出现温热感为宜。

◎ 反射区按摩

【有效反射区】

甲状腺、输尿管、肾、甲状旁腺、胰腺、胃、肾上腺、颈项、大脑、膀胱、肝。

表 6-7　足部按摩反射区

反射区名	定　位
甲状腺	位于双足底，双足掌第1趾骨1/2上段处始至第1、2跖骨间弯向远端的带状区域
输尿管	位于双足掌，自肾反射区至膀胱反射区间，呈弧形区域
肾	位于双足掌第1跖骨与跖关节所形成"人"字形凹陷处稍后片区
甲状旁腺	位于双足掌内第1、2跖骨节凹陷处
胰腺	位于双足足底，第1跖骨中下段，在十二指肠反射区和胃反射区之间
胃	位于双足底第1跖骨关节后方约一横指宽的区域，第1跖骨体前段
肾上腺	位于双足掌第1跖骨，足底"人"字形交叉点凹陷深处
颈项	位于双足跗趾根部横纹处，左侧颈项反射区在右足上，右侧颈项反射区在左足上
大脑	位于双足跗趾趾腹的螺纹面，右侧脑反射区在左足趾，左侧脑反射区在右足趾
膀胱	位于双足掌内侧舟骨下方，拇展肌侧旁稍突处
肝	位于右足底第4、5跖骨上半部，肺及支气管反射区后方重叠区域

【按摩方法】

（1）**按摩甲状腺**　被按摩者仰卧，按摩者用拇指，按足趾到足跟的方向推按甲状腺3～5分钟。

（2）**按摩输尿管**　被按摩者仰卧，按摩者用拇指，按足跟到足趾的方向推按输尿管2～3分钟。

（3）**按摩肾**　被按摩者仰卧，按摩者用拇指，按足跟到足趾的方向推按肾2～3分钟。

（4）**按摩甲状腺旁腺**　被按摩者仰卧，按摩者用拇指稍用力按揉甲状腺旁腺1～2分钟。

（5）**按摩胰腺**　被按摩者仰卧，按摩者用拇指按揉胰腺1分钟。

（6）**按摩胃**　被按摩者仰卧，按摩者用拇指，按足跟到足趾的方向推按胃1分钟。

（7）按摩肾上腺　被按摩者仰卧，按摩者用拇指按揉肾上腺1分钟。

（8）按摩颈项　被按摩者仰卧，按摩者用拇指从内向外推按颈项1～2分钟。

（9）按摩大脑　被按摩者仰卧，按摩者用拇指按揉大脑1～2分钟。

（10）按摩膀胱　被按摩者仰卧，按摩者用拇指按揉膀胱1～2分钟。

（11）按摩肝　被按摩者仰卧，按摩者用拇指按揉肝3～5分钟。

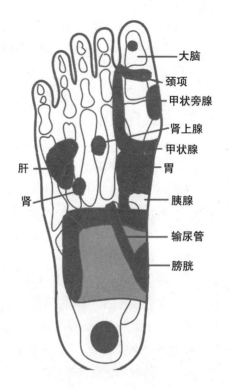

五、按摩的注意事项及禁忌

◎ 注意事项

（1）室内要保持清静、整洁，避风、避强光、避免噪声刺激，保持空气新鲜。

（2）对于长时间服用激素和极度疲劳者，不宜进行按摩治疗。在进行按摩治疗时，患者应当先进行适当的身心调整，达到舒适放松的状态，不但可以达到很好的疗效，并且可以减轻自身的疲劳。

（3）按摩者的手、指甲要保持清洁。皮肤病患者不能给他人按摩，也不能让他人为自己按摩，以免相互传染。

（4）按摩者在按摩每个穴位和反射区前，都应当先寻找点按时有明显酸疼感的敏感点，以便有的放矢，在此着力按摩，可以取得良好的治疗效果。

（5）饭后、酒后、洗澡后、大运动量后不宜立即进行按摩。

（6）在治疗时应当避开骨骼突起部位，以免损伤骨膜。老人的骨骼较脆，关节僵硬，儿童皮薄肉嫩，在按摩时不可用力过大。

（7）淋巴、脊椎、尾骨外侧反射区，一定要朝心脏方向按摩，以利于推动血液和淋巴循环。

（8）手法操作时，力度宜由轻到重。按摩频率以适中为宜，切忌暴力，应逐渐加大按摩力度。

（9）在治疗过程中，如有不良反应应随时停止，以确保治疗的安全可靠，如出现发热、发冷、疲倦等全身不适症状，属正常现象，应坚持治疗。

（10）足部按摩后，不可以用冷水洗脚，可用手纸擦去多余的按摩膏，穿上袜子保暖。晚上睡前洗净油脂，并用热水泡脚15分钟。

（11）在按摩后半小时之内，必须喝开水500毫升以上。严重肾脏病患者喝水不能超过150毫升。

（12）根据病情的轻重，采取适宜的治疗。如果伴有并发症，应当遵医嘱配合药物治疗或去医院就诊，以免延误病情。

◎ **使用禁忌**

高脂血症患者出现下述情况时，不宜进行按摩治疗。

（1）身体某部位有创伤、感染或化脓性疾病。

（2）关节脱位、骨折、骨关节结核、骨肿瘤、骨髓炎等骨科疾病。

（3）急性腹膜炎、胃十二指肠穿孔、急性阑尾炎等外科疾病。

（4）非典型性肺炎、霍乱、鼠疫、伤寒、流脑、肝炎等各种急慢性传染病。

（5）严重心脏病、精神病、高血压病及脑、肺、肝、肾等病。

（6）血液病或有出血倾向者。

（7）妇女妊娠期、月经期应当禁忌，以免引起流产或出血过多。

第二节　刮痧

一、刮痧方法简介

刮痧疗法是指应用光滑的硬物器具或手指、金属针具等在人体表面特定部位，反复进行刮、挤、揪、捏、刺等物理刺激，使皮肤表面形成瘀血点、瘀血斑或点状出血，通过刺激体表络脉，改善人体气血流通状态，从而达到扶正祛邪、排泄瘀毒、退热解惊、开窍益神等功效。刮痧疗法是一种传统的天然疗法。它历史悠久、方法独特、简便安全、疗效可靠，千百年来广泛流传于民间，深受广大人民群众的欢迎。

二、刮痧方法

【有效穴位】

大椎、心俞、膈俞、脾俞、肾俞、郄门、内关。

表 6-8　刮痧穴位

穴位名	定　位
大椎	位于背部，后颈下端，第 7 颈椎棘突下凹陷处
心俞	位于背部，当第 5 胸椎棘突下，旁开 1.5 寸
膈俞	位于背部，当第 7 胸椎棘突下，旁开 1.5 寸
脾俞	位于背部，当第 11 胸椎棘突下，旁开 1.5 寸
肾俞	位于腰部，第 2 腰椎棘突下，旁开 1.5 寸
郄门	位于前臂掌侧，当曲泽与大陵的连线上，腕横纹上 5 寸
内关	位于前臂掌侧，当曲泽与大陵的连线上，腕横纹上 2 寸，掌长肌腱与桡侧腕屈肌腱之间

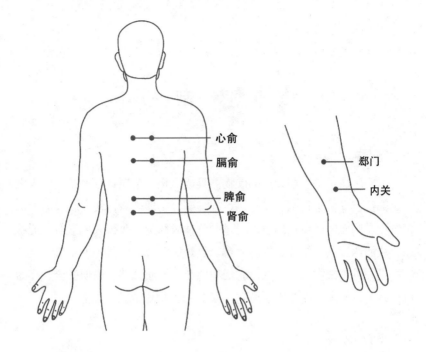

【刮痧方法】

（1）用按压力较大、速度慢的手法，以推刮法刮拭大椎穴。

（2）用面刮法刮拭背部双侧膀胱经的心俞穴、膈俞穴和脾俞穴至肾俞穴。

（3）用单角刮法刮拭胸部膻中穴至中庭穴。

（4）用面刮法刮拭上肢腕部郄门穴至内关穴。

（5）用面刮法刮拭下肢血海穴。

三、刮痧的注意事项

一般来说，刮痧疗法治疗高脂血症，能收到较好的效果，如果能节制饮食，尤其是限制脂肪和糖类的摄入，并且积极参加运动锻炼则会收到良好的治疗效果。在具体运用刮痧疗法防治高脂血症时，应注意以下几点。

（1）高脂血症并发出血倾向的疾病，例如血小板减少性紫癜、白血病等，忌用本疗法进行治疗。

（2）高脂血症合并传染性皮肤病，例如疖肿、痈疮、溃烂、性传染性皮肤病，不宜直接在病灶部位刮拭。

（3）高脂血症患者对刮痧恐惧或过敏者，忌用本法进行治疗。

（4）对于年老体弱的高脂血症患者，以及空腹、妊娠妇女，均忌大面积强力刮拭腹部。

第三节　艾　灸

一、艾灸方法简介

艾灸是利用艾绒或其他药物放置在体表的穴位上烧灼、温熨，借助灸火的热力及药物的作用，通过经络、腧穴的作用，起到温通血脉、扶正祛邪的作用，以达到防病治病、保健强身目的的一种中医外治方法。

艾灸方法的施灸材料主要是艾叶制成的艾绒。艾绒易于燃烧、气味芳香，而且燃烧时热力温和，能穿透皮肤，直达深部。

通过艾灸前后对老年前期、老年期高脂血症患者血脂研究表明，艾灸能明显降低总胆固醇、甘油三酯的含量，且艾灸后发病者占全部受检人次的百分比下降。显示出艾灸调脂的良好作用。

二、艾灸方法

◎ **方法一**

【有效穴位】

神阙、关元、足三里、丰隆、脾俞、肾俞、阴陵泉、三阴交。

表 6-9　艾灸穴位一

穴位名	定　位
神阙	位于腹中部，脐中央
关元	位于腰部，当第 5 腰椎棘突下，旁开 1.5 寸
足三里	位于小腿前外侧，当犊鼻下 3 寸，距胫骨前缘一横中指
丰隆	位于小腿前外侧，当外踝尖上 8 寸，条口外侧，距胫骨前缘二横中指
脾俞	位于背部，当第 11 胸椎棘突下，旁开 1.5 寸
肾俞	位于腰部，第 2 腰椎棘突下，旁开 1.5 寸
阴陵泉	位于小腿内侧，当胫骨内侧髁后下方凹陷处
三阴交	位于小腿内侧，当足内踝尖上 3 寸，胫骨内侧缘后方

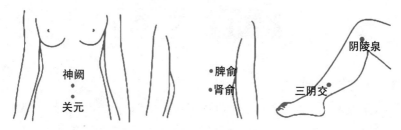

【艾灸方法】

（1）患者取仰卧位，采用温和灸或温针灸施术于神阙、关元、足三里、丰隆，每次 10 ~ 15 分钟。

（2）取俯卧位，用温和灸或温针灸施术于脾俞、肾俞，每次 10 ~ 15 分钟。

（3）用温和灸或温针灸施术于阴陵泉、三阴交，每次 10 ~ 15 分钟。

以上操作方法每日 1 次，15 次为 1 个疗程。

◎ 方法二

【有效穴位】

足三里、丰隆、神阙、关元。

表 6-10　艾灸穴位二

穴位名	定　位
足三里	位于小腿前外侧，当犊鼻穴下 3 寸，距胫骨前缘一横指（中指）
丰隆	位于小腿前外侧，外踝尖上 8 寸，距胫骨前缘二横指（中指）。
神阙	位于腹中部，脐中央
关元	位于下腹部，前正中线上，当脐中下 3 寸

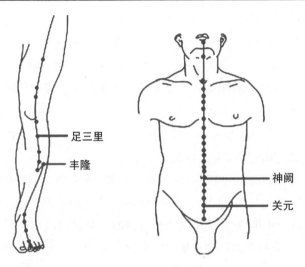

足三里

丰隆

神阙

关元

【艾灸方法】

（1）将艾条点燃，悬空在所选定的穴位上方。为了避免烫伤，宜距皮肤 3cm 施灸，每次灸 15 ~ 20 分钟。每天 1 次，或隔天 1 次。

（2）艾灸时，穴位处过烫可上下或左右移动艾条（注意不要移太多），不烫时再移回所灸穴位处。

（3）在艾灸时，所灸之处有酸痛温热舒服的感觉，说明有效；灸后，皮肤出现红晕，甚至第二天会出现水泡，属正常现象，只需要将水泡挑破，进行消毒处理即可。

第四节　拔　罐

一、拔罐降脂的机制

拔罐疗法是指以各种罐为工具，利用燃烧、抽气等方法，排除罐内空气，使其吸附于机体特定穴位，通过罐的吸拔作用，使体内的病理产物从皮肤毛孔中被吸出体外，从而达到扶正祛邪、疏通经络、调节脏器、驱寒除湿、行气活血的目的。

用拔罐治疗高血脂是中医经络疗法中一种常用的方法，由于操作较为方便，因此颇受中老年人喜爱。

拔罐降血脂的机制主要是通过对降脂穴位的刺激，调节身体整体内分泌循环，疏通经络，促进人体新陈代谢，使功能活跃，增加能量的消耗。在拔罐的同时配合使用燃脂精油或减肥精油可以加速新陈代谢，使产生的毒素和多余脂肪更加有效地排出体外，使降脂减肥效果达到极致。

在拔罐时，强大的吸拔力使汗毛孔充分张开，汗腺及皮脂腺功能受到刺激而加强，皮肤表层衰老细胞脱落，进而使体内毒素、废物加速排出。通过对局部部位的吸拔，能够疏通经络，平衡气血，调整内分泌，加速血液循环及淋巴液循环，促进胃肠蠕动，进而改善消化功能，使机体新陈代谢加快，产热及脂肪消耗增加，既可减去体表脂肪，又可减去体内深层多余脂肪，从而达到安全、保健、不伤害生理的降脂减肥目的，对防治高血脂、肥胖、动脉硬化等疾病均具有良好的疗效。

二、拔罐方法

【有效穴位】

三阴交、气海、神阙、脾俞等配穴。合用可促进血液循环，加快血液中废物的排出，从而降低血液中胆固醇的含量，以达到降血脂的作用。

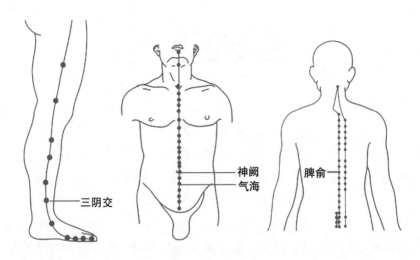

三阴交

神阙
气海

脾俞

【操作方法】

（1）患者取仰卧位，施术者将三阴交及其周围皮肤进行润滑和消毒处理，然后取大小适宜的气罐，扣在三阴交处，留罐10分钟左右，然后起罐。每日1次，或隔日1次。

（2）患者取仰卧位，施术者将气罐扣在患者气海穴上，用力往外拉气罐顶部的气管，使气罐内形成负压，透过抽气管观察皮肤，以出现潮红或绛红为度，每日1次。

（3）患者取仰卧位，施术者将其肚脐周围皮肤进行润滑和消毒处理，然后取大小适宜的气罐，扣在神阙穴处，留罐15分钟左右，然后起罐。每日1次，或隔日1次。

（4）患者取俯卧位，施术者将脾俞穴周围皮肤进行润滑和消毒处理，然后取大小适宜的气罐，扣在脾俞穴处，留罐15分钟左右，然后起罐。每日1次，或隔日1次。

第五节　　沐　浴

一、温泉

温泉疗法是利用温泉水来防治疾病的一种方法。温泉水是具有医疗价值的地下水，由于它含有一定量的无机盐，或具有较高的温度，或者兼而有之。温泉水对人体的多种疾病能起到一定的治疗作用。

温泉水对人体有非特异性和特异性两方面的作用。非特异性是指温泉水温、水压等对人体的物理作用，比如，温热（一般在25℃以上）的泉水，可使毛细血管扩张，促进血液循环；而水的机械浮力与静水压力作用，则可起到按摩、收敛、消肿、止痛之效能。温泉的特异性作用则是指泉水的无机盐的化学作用，大多数温泉水中都含有锗、硅、铂、锰、锌、碘、硒及碳酸盐、硫酸盐、硫、铅、铁、氟、硼等无机盐，对防病治病均有一定效果。不同的温泉有不同的治疗作用，所以人们对温泉水一般按其所含化学成分和水温高低分类。

高脂血症患者可多选用氢泉和氯化钠泉。进行氢泉浴时，水温以34℃～37℃为宜。每日1次，每次10～20分钟，15～20次为1个疗程。为了使氢与皮肤更多地接触，可使水不断流动，要求患者用手轻微划动池水，划水活动不宜剧烈，以免氢气逸散。

二、热水浴

热水浴疗法是沐浴疗法的一种，是将身体浸泡在有一定温度（39℃～50℃）的热水中，以达到治疗疾病的一种方法。

热水浴主要是靠水温的作用防病祛病。通常情况下，水温高于42℃时有较好的祛脂减肥效果。同时，热水浴还具有扩张血管、促进血液循环、提高代谢水平、消炎止痛等作用。

热水浴包括两种方法，一种是热水淋浴，另一种是入热水浴池、盆内泡浴。一般而言，后者消耗体内的热能较大，祛脂减肥作用相对较好。

高脂血症患者，特别是伴有肥胖的青壮年高脂血症患者，可以采用热水浴浸泡法，具体的方法如下。

（1）将39℃～50℃的热水倒入浴盆或浴缸中，以手试水温，以能耐受为度。

（2）患者先坐在热水中擦洗，当体温逐渐上升到38℃左右时便开始出汗，此时，大量的水分被排出体外，同时消耗体内大量的热能。

（3）出汗后走出浴盆或浴缸，待汗液收干后再进入浴盆或浴缸中擦洗，使其再出汗。

高脂血症患者在进行热水浴时，根据体质情况，可以反复进出几次。每日可以进行1次，每次浸泡半小时左右，浴后应当马上擦干身体，穿好衣服，以防感冒。

三、盐浴

盐浴是一种较为特殊的沐浴疗法，它不仅具有促进人体新陈代谢、润泽皮肤、祛除多余油脂的作用，同时还可以达到防病、治病的目的，尤其对单纯性高血脂具有明显的防治功效。

盐浴能降脂的原理是因其具有发汗作用，能够促进机体排出多余水分，且能够加快皮肤新陈代谢，排出体内废物。因此盐浴是一种降低血脂、美容护肤的理想方法。

◎ 盐浴降脂法

（1）在每次洗澡之前，取一杯粗盐，加入少许温开水，将其充分稀释；然后涂抹在身体各个部位，如大腿、手臂、腹部等，停留10分钟左右，再做全身按摩；感到身体发热后方可冲去，之后即可洗澡。

值得注意的是，如果皮肤较为敏感，不能使用一般的粗盐，可以到商场购买一些专用的浴盐来使用。

（2）在每次沐浴之后，先取一大勺粗盐放到手掌上，直接用其涂抹在全身，或脂肪较厚的局部，如大腿、腹部、手臂四周。同时要加以揉搓按摩，但是手法一定要轻一些，力量太大不仅达不到润肤减肥的作用，反而还会使皮肤变得更加粗糙。然后等待几分钟，用水冲洗干净即可。

用盐浴法防治高血脂并不是一两天就能看出效果的。只有持之以恒，坚持使用才可达到理想的效果。

◎ 宜与忌

（1）用粗盐按摩身体后，在淋浴时的水温应在 40℃以下；如果水温过热，则容易导致皮脂脱落过多，对健康不利。

（2）每日沐浴次数根据个人情况和环境的不同而不同。一般情况下，以每日沐浴 1 次为宜。

（3）体表涂抹上粗盐后，应当按摩 10 余分钟，入浴时间以 10 分钟为宜。

（4）饱餐后不宜进行盐浴。

（5）过度疲劳或过度饥饿时不宜洗浴。

（6）心情不佳、身体不适及大量饮酒后不宜洗浴。

（7）高血脂并发心脏病、高血压病等疾病患者饭后不能洗浴。

四、药浴

◎ 降脂减肥浴

【组成】　麻黄、荆芥、薄荷、藿香各 15 克，海藻、冬瓜皮、车前草、茶叶各 30 克，白芷 10 克，白矾 6 克，山楂叶 50 克，银杏叶 50 克，荷叶 100 克。

【制法】　将上述药材同放入锅中，加以适量清水反复煎煮 3 次，共取药液 3000 毫升，倒入浴缸，兑入适量温水即可浸浴。

【用法】　每日洗浴 1 次，每次 30 分钟，30 日为 1 个疗程。

【功效】　减肥降脂。

◎ **海带祛脂浴**

【组成】 新鲜海带 500 克。

【制法】 将海带洗净后捣成糊状，放入浴缸内。

【用法】 每日沐浴 1 次，每次 30 分钟，30 日为 1 个疗程。

【功效】 减肥祛脂，降低血脂。

◎ **人参减脂浴**

【组成】 人参 6 克，山楂 50 克，泽泻 100 克，丹参 50 克，虎杖 50 克，玫瑰花 30 克。

【制法】 将上述药材烘干后研磨成粉，放入沸水中，待水温适宜之后，浸浴即可。

【用法】 每日 1 次，每次沐浴 30 分钟左右，30 日为 1 个疗程。

【功效】 减肥益气，降低血脂。

◎ **祛脂瘦身浴**

【组成】 荷叶、泽兰叶各 500 克，藿香叶、山楂叶各 50 克，茶叶、玫瑰花各 30 克。

【制法】 将上述药材一同放入药锅中，加以适量清水煎取药液，倒入浴缸。

【用法】 每日洗浴 1 次，每次浸浴 30 分钟，30 日为 1 个疗程。

【功效】 减脂瘦身，降低血脂。

五、足浴

◎ **丹参山楂水**

【组成】 丹参、何首乌、山楂各 15 克，黄芪、地龙各 12 克，苍术、陈皮各 6 克，赤芍 10 克。

【制法】 将上述药材加清水 2000 毫升，煎至水剩 1500 毫升时，澄出药液，倒入脚盆中，先熏蒸，待温度适宜时泡洗双脚。

【用法】 每晚临睡前泡洗 1 次，每次 40 分钟，40 天为 1 个疗程。

【功效】 行气化痰，化瘀消脂。适用于各种类型的高脂血症患者。

◎ 首乌虎杖水

【组成】 何首乌 30 克，女贞子、枸杞子、赤芍、泽泻各 15 克，黄芪、丹参、山楂各 20 克，核桃、虎杖各 10 克。

【制法】 将上述药材加清水适量，浸泡 20 分钟，煎沸，取药液与 1500 毫升开水同入脚盆中，趁热熏蒸，待温度适宜时泡洗双脚。

【用法】 每天 2 次，每次 40 分钟，45 天为 1 个疗程。

【功效】 补肾健脾，活血通络。适用于各种类型的高脂血症患者。

◎ 大黄水

【组成】 大黄适量。

【制法】 将大黄加清水 2000 毫升，煎至剩 1500 毫升时，澄出药液，倒入脚盆中，先熏蒸，待温度适宜时泡洗双脚。

【用法】 每晚临睡前泡洗 1 次，每日 40 分钟，60 日为 1 个疗程。

【功效】 清湿热，泻火凉血，解毒，祛瘀。适用于各种类型的高脂血症患者。

◎ 五味桑椹水

【组成】 丹参、桑椹、泽泻、生山楂、怀山药各 30 克。

【制法】 上药加清水 2000 毫升，煎至 1500 毫升，取药液倒入脚盆内，待温后浸泡双脚。

【用法】 每次 30 分钟，每日 1 次。

【功效】 温胃散寒，活血化瘀。适用于各种类型的高脂血症患者。

◎ 金樱子决明子水

【组成】 金樱子、何首乌、决明子、生薏苡仁各 30 克，茵陈、泽泻各 24 克，生山楂 18 克，柴胡、郁金各 12 克，酒大黄 6 克。

【制法】 将上述药材加清水适量，浸泡 20 分钟，煎数沸，取药液与 1500 毫升开水同入脚盆中，趁热熏蒸，待温度适宜时泡洗双脚。

【用法】 每天 2 次，每次 40 分钟，45 天为 1 个疗程。

【功效】 滋阴降火，行滞通脉。适用于各种类型的高脂血症患者。

◎ 磁石水

【组成】 磁石、石决明、党参、黄芪、当归、枳壳、桑枝、乌药、蔓荆子、白蒺藜、白芍、炒杜仲、牛膝各 6 克，独活 18 克。

【制法】 将上方水煎取汁泡脚 1 小时。

【用法】 每天 1 次，1 剂药可以用 2 ~ 3 次。

【功效】 潜阳纳气，镇惊安神，降脂，稳定血压。适用于高脂血症并发的高血压病。

◎ 牛膝水

【组成】 牛膝、钩藤各 30 克。

【制法】 将上述药材水煎药液半脚盆，可以不断加水以保持水温，加至盆满为止。每日晨起和晚睡前足浴。

【用法】 每次 30 ~ 40 分钟，以不适症状减轻或是消失为 1 个疗程，连续 1 ~ 2 个疗程。

【功效】 平肝潜阳，引热下行。适用于高脂血症并发的高血压病。

◎ 木防己水

【组成】 木防己 50 克，宣木瓜、车前草各 30 克。

【制法】 将上述药材择净，同入锅中，加清水适量，浸泡 5 ~ 10 分钟后，水煎取汁，放入盆中，待温时足浴。

【用法】 每日 2 次，每次 10 ~ 30 分钟，每日 1 剂，连续 3 ~ 5 天。

【功效】 清热利湿。适用于高脂血症并发的肾病综合征。

◎ 芥末水

【组成】 芥末 40 ~ 100 克。

【制法】 将芥末先以少量水调成糊状，直至出现芥子油气味，倒入盆中，冲入温水适量足浴。

【用法】 每日 1 次，每次 10 ~ 30 分钟。

【功效】 活血通络。适用于高脂血症并发的冠心病。

◎ 穿山甲水

【组成】 透骨草、穿山甲各 30 克，急性子、片姜黄、京三棱、莪术、汉防己、威灵仙、红花各 15 克。

【制法】 水煎取汁 500 毫升，熏洗患手、患足。

【用法】 每次 30 分钟，每日 2 次，7 日为 1 个疗程，间隔 2 ~ 3 日行下 1 个疗程，连续 2 ~ 3 个疗程。

【功效】 活血通络，消肿止痛。适用于高脂血症并发的中风后手足肿胀。

◎ 伸筋草水

【组成】 伸筋草、透骨草、红花各 30 克。

【制法】 将上述药材共放入陶瓷盆中，加清水 2000 毫升，煮沸 10 分钟后取出，放入盆中，药液温度以 50℃ ~ 60℃为宜，浸洗患肢，先浸洗手部，再浸洗足部，浸洗时手指、足趾在汤液中进行自主伸屈活动，每次 15 ~ 20 分钟，药液温度下降后可再加热。

【用法】 每日 3 次，连续 2 个月。手足麻木者可以加霜桑叶 250 克煎汤熏洗全身或频洗患肢。

【功效】 活血通络，理筋透骨。适用于高脂血症并发的中风后手足痉挛。

◎ 红花麻黄水

【组成】 红花、麻黄、桂枝、泽兰各适量。

【制法】 将上述药材择净，同入锅中，加清水适量，浸泡 5 ~ 10 分钟，水煎取汁，放入盆中，待水温时可足浴。

【用法】 每日 2 次，每次 10 ~ 30 分钟，每日 1 剂，连续 3 ~ 5 天。

【功效】 温阳通络。适用于高脂血症并发的冠心病。

◎ 地龙水

【组成】 地龙、水蛭各 30 克，土鳖虫、乳香、桃仁、没药、红花、苏木、血竭各 10 克，川牛膝、附子、甘草各 15 克，桂枝 20 克。

【制法】 将上述药材择净，同入锅中，加清水适量，浸泡 5 ~ 10 分钟后，水煎取汁，放入盆中，候温足浴。

【用法】 每日 2 次，每次 20 ~ 30 分钟，每日 1 剂，30 剂为 1 个疗程，连续 1 ~ 2 个疗程。

【功效】 活血化瘀，通络止痛。适用于高脂血症并发的下肢动脉粥样硬化。

◎ 党参黄芪水

【组成】 党参、黄芪、白术、茯苓各 30 克。

【制法】 将上述药材择净，同入锅中，加清水适量，浸泡 5 ~ 10 分钟后，水煎取汁，放入盆中，待温时足浴。

【用法】 每日 2 次，每次 10 ~ 30 分钟，每日 1 剂，连续 3 ~ 5 天。

【功效】 健脾化湿。适用于高脂血症并发的肾病综合征。

◎ 葱叶水

【组成】 葱叶及茎适量。

【制法】 将上述药材择净，放入锅中，加清水适量，浸泡 5 ~ 10 分钟后，水煎取汁，放入盆中，待温时足浴。

【用法】 每次 10 ~ 30 分钟，每日 1 剂，连续 3 ~ 5 天。

【功效】 解表化湿。适用于高脂血症并发的肾病综合征。

◎ 桑枝桑叶水

【组成】 桑枝、桑叶、茺蔚子各 12 克。

【制法】 将上述药材加水 1000 毫升煎至 600 毫升。在 40℃～50℃ 的水温中泡脚 30～40 分钟。

【用法】 每晚 1 次。一般泡脚 30 分钟后开始降压，1 小时后作用最强，维持 4～6 小时。若 8 小时血压有回升，可煎汤第二次熏洗，通常经 1～2 小时治疗可以恢复到平时的基础血压。

【功效】 清热泻肝。适用于高脂血症并发的高血压病。

◎ 桃仁红花水

【组成】 桃仁、紫丹参、红花、麻黄、细辛、川芎各 30 克。

【制法】 将上述药材择净，同入锅中，加清水适量，浸泡 5～10 分钟后，水煎取汁，放入浴盆中，候温足浴。

【用法】 每日 2 次，每次 20～30 分钟，每日 1 剂，30 剂为 1 个疗程，连续 1～2 个疗程。

【功效】 温经散寒，活血通络，祛瘀止痛，利湿消肿。适用于高脂血症并发的下肢动脉粥样硬化。

◎ 钩藤水

【组成】 钩藤 20 克。

【制法】 治疗前一天停用降压药，治疗期间不用降压药。将钩藤剪碎，布包（可以加少量冰片），于每日晨起和晚睡前放入盆或桶内，加温水浴脚。

【用法】 每次 30～45 分钟，可不断加水，以保持水温，每包用 1 天，10 天为 1 个疗程。

【功效】 清热平肝。适用于高脂血症并发的高血压病。

◎ 大腹皮水

【组成】 大腹皮、茯苓皮、广陈皮各 30 克，附片、桂枝各 10 克，生姜 50 克。

【制法】 将上述药材择净，生姜切细，同入锅中，加清水适量，浸泡 5 ～ 10 分钟后，水煎取汁，放入盆中，待温时足浴。

【用法】 每日 2 次，每次 10 ～ 30 分钟，每日 1 剂，连续 3 ～ 5 天。

【功效】 温阳化湿。适用于高脂血症并发的肾病综合征。

◎ 杜仲枸杞水

【组成】 杜仲 50 克，桑寄生、枸杞子、锁阳、桂枝各 30 克。

【制法】 将上述药材水煎取汁足浴。

【用法】 每晚 1 次，2 日 1 剂。

【功效】 温补肾阳，填充精血。适用于高脂血症并发的阳痿、腰膝酸软、下肢无力、神疲自汗。

♥ 爱心小贴士

沐浴时有哪些不宜事项？

1. 洗澡时间不宜太久　有的老年人在洗澡时，常喜欢进入到热水池中，其实，如果长时间将全身浸泡在热水中，易导致全身体表皮肤的血管扩张，血流聚集到体表，形成充血现象。与此同时，造成脑部血流量不足。而绝大部分老年人存在血管硬化的问题，血管弹性差，自身调节血液循环的能力较弱。因此，轻者可能引起头晕眼花，严重情况下会突然晕厥而跌倒。

2. 不宜空腹洗澡　当人在浴池中，基本上全身都浸泡在热水中，因此体表血管会扩张，血液循环加速，新陈代谢加快。如果空腹时洗澡，出汗过多，导致体能下降，血糖及血压降低，容易出现胸闷、头晕、四肢乏力等症状。

3. 洗澡不宜过于频繁　老年人的皮肤很薄，且慢慢萎缩，经常洗澡，会洗掉皮肤表面分泌的油脂及正常寄生在皮肤表面的保护性菌群，使皮肤变得干燥，引起皮肤瘙痒。因此，老年人一般每 5 天左右洗 1 次澡就可以了，而且随着年龄增大，洗澡的间隔时间还可以适当拉长。值得注意的是，经常运动或者有心血管疾病的老年人，运动过后擦擦就可以，没必要立刻洗澡。

4.饭后不宜立刻洗澡　刚吃饭以后，胃肠黏膜血管扩张，血液分布主要集中在胃肠，脑组织的血流量相对缺乏。因此，此时会比较倦怠，注意力不集中，易发生跌倒事故。如此时立即洗澡，会加剧皮肤血管的扩张，使脑组织的血流量更加不足，极易发生晕厥现象。如果患有心脑血管疾病，还容易引起脑血管意外，或突发心绞痛等。所以老年人饭后想要洗澡，应当等待1小时以上，而且应当在洗澡之前喝1杯温开水暖身。

5.洗澡水不宜过热或过冷　在洗澡时，水温的控制是非常讲究的，一般在37℃左右为宜，此为最接近人体的温度。水温适合，洗澡后感到全身轻松，心情愉悦。如果水温过高，易导致体表血管扩张，脑组织血流量不足，出现缺氧的现象。相反，在炎热的天气洗澡时，水温不能太冷，由于洗澡水过冷，会导致皮肤毛孔收缩，血管也骤然收缩，使得体内的热量无法散发，人会感觉四肢乏力、腰酸背痛。

6.洗澡时不宜门窗紧闭　洗澡时，如果浴室门窗紧闭，会使室内湿度明显高于外界，再加上热水的水汽，空气相对浑浊。高脂血症患者长时间处于这样的环境中，就容易造成皮肤毛细血管扩张，大量血液流于体表，造成回心血量不足，心脏排血量减少，造成体内的重要器官供血不足而出现一系列症状，如脑组织缺血缺氧可有头晕目眩感，冠状动脉供血不足有胸闷、心悸感，还会有恶心、口干、四肢无力、呼吸不畅甚至窒息等。如果体质较差、年老体弱或者本身就有疾病，甚至引起更为严重后果。

所以在洗澡时一定要打开通风设备，保证空气流通，一旦发生"洗澡中暑"，可喂服淡盐水；如果胸闷、气急、口唇紫绀，可立即按压人中穴、含服速效救心丸等，同时立即请医师救治。

第七章

高脂血症的生活调养

心俞
膈俞
脾俞
肾俞

心理调养

休闲娱乐调养

起居调养

第一节　心理调养

一、情绪对血脂的影响

情绪与疾病的形成有着密切的关系。经常保持乐观的态度，有利于人体的身心健康。相反，烦恼、忧愁、悲伤、焦虑、恐惧、愤怒、暴躁等都可能成为疾病的诱因而损害身体健康。流行病学调查发现，有些老年高脂血症患者离退休后，在药物和饮食习惯、生活方式不变的情况下，血脂浓度却明显下降，甚至逐渐恢复正常，且可保持稳定、持久。另有研究表明，长期睡眠不佳、精神紧张及忧虑均能影响血脂代谢。离退休之后脱离了紧张的工作环境，也许就是血脂代谢障碍得到纠正的原因。情绪紧张、争吵、激动、悲伤时均可增加儿茶酚胺的分泌，使游离脂肪酸增多，促进血胆固醇和甘油三酯水平升高，同时抑郁会使高密度脂蛋白质－胆固醇降低。动物实验结果证实，对已形成高胆固醇血症的实验动物，每天给予安定药物并经常抚摸，其动脉粥样硬化病变明显减少。由此可见，精神、情绪等心理因素对血脂是有一定程度影响的。

乐观情绪是机体内环境稳定的基础，保持内环境稳定是高脂血症患者自身精神治疗的要旨。患病是不幸的事，但急躁焦虑常能通过神经内分泌系统的作用影响机体正常的生理功能，不利于高脂血症的治疗和康复。高脂血症患者应抱着"既来之，则安之"的心态，思想上正确对待，情绪上保持乐观，做到性格顽强，心胸开阔，情绪饱满，增强战胜疾病的信心，自觉主动地进行治疗调养，以使血脂控制在正常水平，自觉症状得以改善，阻止动脉粥样硬化、冠心病、高血压病、中风等心脑血管疾病的发生。

二、高脂血症患者的心理状态

由于人们对高脂血症缺乏足够的认识，故患病后有相当一部分患者不能正视自己的病情，不能从思想上正确对待，表现出多种不同的心理状态，情绪时有波动，不利于高脂血症的治疗和康复。保持稳定的心理状态，不被疾病所吓倒，善于自我调节，做好心理保健，对高脂血症的治疗和康复大有好处。从临床角度来看，高脂血症患者的心理状态包括情绪波动、疑虑心理、依赖心理、期待心理、孤独心理等。

◎ 情绪波动

人患病之后，很容易形成不良的心境，情绪波动在所难免，如表现为情绪极不稳定，易焦虑、激动、抑郁、恐惧、悲观等。有的患者爱发脾气，甚至变得任性起来，男性可以为了一点小事就吵吵嚷嚷，女性多表现为抑郁哭泣。

◎ 疑虑心理

疑虑心理主要发生于性格比较内向、易受消极暗示的人。他们见到医务人员低声说话就以为是在讨论自己的病情，觉得自己的病重了，对别人的好言相劝半信半疑，甚至曲解别人的意思，身体稍有不适就会胡乱猜想。

◎ 依赖心理

有的人患病后变得被动、顺从，依赖心理明显增强，只要亲人在场，本来自己能干的事也让别人去做，自信心也不足了，希望得到较多人的关心和帮助，希望有更多的亲友不断探望。

◎ 期待心理

期待心理对患者来说是渴望生存的精神支柱，是一种积极的心态，客观上讲这种心态对治疗和康复是有益的。患者都期待着迅速康复，期望生存下去，往往把家庭的安慰、医务人员的鼓励视为病情减轻，甚至是即将痊愈的征兆。

◎ 孤独心理

人生病以后由于生活和工作的环境变了，接触的人少了，而且接触的时间较短，容易产生孤独甚至无助的感觉。孤独的心理在患者中相当常见，他们总希望有亲友陪伴，希望有人经常与其说话，以得到心理上的安慰。

三、调整心态的方法

对高脂血症患者来说，正确对待疾病，调整好自己的心态，保持乐观向上的心情，积极配合治疗，是促使疾病顺利康复的前提和基础。要调整自己的心态，应从以下几个方面入手。

首先，一旦罹患高脂血症，要理性面对现实，正确认识自己所患疾病，既不要悲观失望，也不能盲目乐观，保持稳定的心理状态，以平常的心态对待自己的病情。要知道高脂血症是可防可治的，只要积极治疗，是能够康复痊愈的。

其次，医生与患者共同参与、互相配合，药物治疗与饮食调养、运动锻炼多管齐下，采取综合性的治疗措施，是提高高脂血症治疗效果的重要途径。高脂血症患者要积极主动就医，与医生沟通，对自己的病情有一个全面了解，对治疗方案、手段及可能出现的情况有深刻的认识，与医生密切配合，争取在最佳时间得到及时全面的治疗。

再次，积极接受健康教育，增强对高脂血症的认识，尊重科学，不要迷信道听途说的东西，注意自我调养，从饮食调养和运动锻炼等日常生活的点点滴滴做起，全面提高自己的身体素质，促使高脂血症顺利康复，避免或减少动脉粥样硬化、冠心病、中风等心脑血管疾病的发生。

最后，患者要敞开心扉，积极与人沟通，消除孤独和悲观的心理，制订切实可行的生活目标，根据自己的病情量力而行地做事，以使自己心灵有所依托，情感有所归宿，生活丰富多彩。

四、不同患者的心理调整方法

◎ 儿童高脂血症患者

儿童高脂血症患者存在的心理问题常表现在以下几个方面：①患儿多不在意病情轻重及预后。②患儿心理承受能力、理解能力有限。③患儿自我中心比较突出。④患儿自我管理能力较差。⑤患儿心理变化较快。

因此，儿童高脂血症患者在进行心理调护时，应该从以下几方面着手。

（1）讲解病情时要耐心，选择适合儿童发育阶段的语言，用简短的解释，尽量用他们熟悉的词汇，避免令人恐惧的词语。

（2）儿童认知能力的特点是以自我为中心。要尽量引导患儿吃些既喜欢吃，又不影响血脂的食物，如水果、鱼干等食物。不要强行管制，以免产生不良情绪影响病情，也不要为安慰儿童而允许过量食用大鱼大肉，否则会使病情加重。

（3）患儿心理活动随治疗情况好转而迅速变化，认为自己病情好转，家长及医护人员应该满足一下他们的一些要求。此时不可放松对他们饮食的控制及对他们服药的管理，以免病情反复。

（4）鼓励孩子多参加运动。教育孩子不要进食后就睡觉，不要在看电视时进餐，进食后要适当活动。鼓励孩子克服自卑心理。有时由于身体肥胖经常受到同伴的讥讽，此时应鼓励孩子面对现实，积极主动地参与减肥。一旦有效就应鼓励他们坚持下去。帮助孩子制订降脂、减肥方案。

◎ 中年高脂血症患者

中年人的世界观已经成熟，情绪较稳定，对现实具有自己的评价和判断能力，对挫折的承受能力较强。对中年患者的心理治疗，一定要运用成人对成人的人际关系模式，尊重患者的各种权利。在任何时候，都不应把患者置于被动、不能自助的角色中，或只因为自己是医务工作者，便在患者面前表现得无所不知，认为自己总比患者知道得多，总能为患者做最好的选择。疾病的真正体验者是患者，从某种意义上说，他们才是权威。评价心理调护的标准不是看医生做了哪些工作，而是看医护工作对患者的效果，即患者在认识上、情感上、行为上所发生的变化。

医务工作者的责任是客观地、实事求是地提供关于各种选择的信息，使患者在知情的基础上做出最佳的选择。帮助他们真正面对疾病，并认真对待，使他们认识到治疗疾病是当务之急，身体恢复健康是家庭和事业的根本。在日常交谈中，可有意识地给他们介绍一些不坚持治疗而使疾病长期迁延的实例，引起他们对高脂血症的重视。

◎ 中年女性高脂血症患者

女性高脂血症多发生在绝经期后，所以女性高脂血症治疗的一个不能忽略的问题就是要重视更年期的心理变化。更年期是由中年向老年的转变时期，由于人体生理发生了变化，身体逐渐衰退，故其心理也随之发生某些改变。女性更年期的心理改变，主要表现为失眠健忘，烦躁易怒，易于激动，神经过敏，焦虑不安；或精神抑郁，闷闷不乐，悲啼欲哭；或多疑善恐，精神淡漠；或多愁善感，言语重复；等等。良好的心理状态，可以保持青春常在、延缓衰老；不良的心理状态会产生疾病、加速衰老，所以必须注意患者的心理调护。

一切对人不利的影响中，最能使人短命夭亡的要数不良的情绪和心情，如忧郁、颓丧、惧怕、贪求、怯懦、忌妒和憎恨等，因此必须注意避免。中医学在精神修养方面十分强调"恬淡虚无"和"精神内守"，意思是说，思想上要保持安闲清静，排除一切杂念，不能有过高的妄想，不应计较个人的得失，要性情开朗，胸怀坦荡，光明磊落，这样会促进疾病的痊愈。

这就需要护理人员对患者进行贴心的心理照料，通过家常话多聆听她们的心声，理解她们的苦闷，并适时地进行开导。这个年龄段的女性韶华不再，她们对自己的容貌也没有了年轻时的自信，护理者也可以从这个角度入手，鼓励她们以运动、装扮等多种方式调适心情，在逐步恢复健康的同时找回往日的青春，以积极乐观的心态面对疾病和人生。

◎ 老年高脂血症患者

　　进入老年期，无论高脂血症伴有或不伴有其他相关疾病，老年人的心理活动与其他年龄患者比较，都存在着明显的差异。老年人一般都希望自己健康长寿，也不希望别人说自己衰老；老年人多能意识到自己已是日落西山，面对死亡总有一种恐惧心理；老年人由于希望得到社会的尊重，所以他们很注意别人对他们的看法；老年人最怕丧失生活自理能力而依靠别人伺候，从而招来别人的嫌弃。因此，护理人员应多做开导工作，允许他们有足够的时间倾诉情感，以认真聆听与接受的态度表达对老年人的尊敬，使他们能以积极的、乐观的态度参与活动，从事有益于社会、有益于健康的事。还应该帮助老年人建立现实的生活目标。对于患有高脂血症的老年患者，最为重要的是告诉他们高脂血症的患病原因及其可以导致心绞痛、心肌梗死、中风等严重后果，引起他们的重视。同时，也要告知各种各样的行之有效的治疗方法，解除他们对该病的恐惧。对于老年高脂血症患者不单是劝说他积极治疗，更应该安慰他们，告诉他们只要能够坚持服药，注意饮食调理，再配合适当的运动，疾病会逐渐好转的，以解除患者过重的心理负担。

第二节　　休闲娱乐调养

　　休闲娱乐本身就是一种良好的心理调适活动，同时也是治疗疾病的一种好方法。早在几千年前，就有名医通过休闲娱乐的疗法来为人治病，并有治疗头晕目眩的记载。

　　在生活中，有益身心健康、可以供选择的休闲娱乐种类丰富多彩，对于高脂血症患者来说，可以结合自身的兴趣及身体状况，选择适合自己的休闲项目，例如跳舞、唱歌、下棋、打牌、绘画、写诗、弹琴等，通过这些休闲活动，不但可以增进人际关系，增加生活的情趣，还可以陶冶性情，消除紧张忧虑等不良的情绪，起到降脂治病的作用。

◎ 音乐

音乐对放松身心、振作精神、诱发睡眠等都很有实效。一方面在生理上，音乐能引起呼吸、血压、心脏跳动及血液流量的变化，更有一些类型的音乐还能刺激身体释放一种内啡肽，可达到松弛身心和舒缓疼痛的效果。而另一方面在心理作用上，音乐能直接影响人的情绪和行为。

心理、社会因素是诱发和加重高脂血症疾病的重要因素之一，而且患者也大多存在着各种情绪异常，如紧张、忧郁、烦躁等不良情绪，音乐疗法可以利用音乐引起人身心变化，充分发挥其怡神养性、以情制情的作用，从而改善高血压病患者的情绪障碍，祛除诱因，从而达到降低血压的目的。

建议伴有心脏疾病患者日常经常听一些平稳、抒情、优美的音乐。这种平稳、优美的音乐能消除人的精神紧张，起到身心放松、镇静、催眠作用。还能够消除人的烦躁不安感，调节人体的呼吸和心律，对人体的心血管系统有良好的调整作用，使血管舒张、血压降低，使心脑血管血液供应得到改善，而发挥对心脏的治疗作用。

一些伴忧郁、悲观患者，在平时不妨听一些速度较快、富有生机的音乐，或节奏明快、旋律优美的音乐等，可使人精神愉快，心境开朗，逐渐脱离忧伤和悲观情绪。

◎ 书法绘画

《老老恒言·消遣》中说："笔墨挥洒，最是乐事。"高雅的人善于自制，性格保持均衡稳定，不轻易恼气，可以排出心中的忧虑和烦恼，这对防治高血脂是大有好处的。

对于高血脂伴有高血压病患者，通过练习书画，往往可静心安神，使血压平稳；对于伴有"肝阳上亢"所致的烦躁易怒、失眠患者，练习书画也有良好的缓解作用。

◎ 赏花养花

自然界中千姿百态、五彩缤纷的花卉，总能够给人以美的享受。生活中，闲来栽花赏花也是人生中的一大快事，养花对高脂血症患者的身心均具有良好的调节作用。

栽种花卉、盆景可活动筋骨，强健身心、减肥、降脂，达到形神兼养的目的。赏花还可以焕发高脂血症患者的青春，增强高脂血症患者的活力，减少并发症的发病率，对防治心脑血管疾病有很大的益处。

◎ 垂钓

垂钓是我国古老的文化传统，绿荫湖畔，垂钓其中，既得到一份清闲，又可以陶冶情操，是一项十分有益身心的休闲运动。对于高脂血症患者来说，垂钓有助于养身健体、延年益寿，适合血液黏度高的患者培养耐心和陶冶情操。

高脂血症患者外出垂钓时，应当注意以下几点。

（1）防晒、防风、防湿。

（2）一般不要到离家太远的地方，以免过度疲劳。

（3）每次外出垂钓的时间不宜过长。

（4）不要因钓不到鱼而心情不快，重要的是要学会享受垂钓的过程和乐趣。

◎ 养鱼观赏

养鱼一般是指养观赏鱼。观赏鱼色彩艳丽，动静相宜，具有很高的观赏价值。

高脂血症患者不要小看这小小鱼缸的养鱼休闲活动，它可以给您的生活带来很多益处，有放松身心的作用。

◎ 集邮收藏

集邮和收藏都是高雅的文化活动，也是极佳的修身养性的娱乐方式。集邮热早已风行全球，包括许多领袖、名人也都爱好集邮，他们在日理万机、工作异常繁忙之余抽出时间跻身于集邮世界，寻求无穷的知识和乐趣。高脂血症患者如果能仔细地了解、品味邮票，领略其中富含的思想、情境和艺术风格，可以从中得到美的享受，这对病情康复是极有帮助的。

收藏作为一种爱好，不仅能增长知识，而且可以开阔视野。收藏品的内容非常丰富，除了邮票外，还有古钱币、古画、粮票、明信片、纪念章、旅游门券、钟表、旅游图、报纸、动植物标本等。每每打开藏册，绚丽多彩的世界就会展现，使人身心轻松，神志安宁，情操升华，获得精神上的满足，这对高脂血症患者的康复大有裨益。

◎ 跳舞

跳舞是一种主动的全身性有氧运动，古今中外都将它作为一种健身和防治疾病的手段之一。近几年来，无论在城市还是在农村，跳舞被越来越多的人视为一种新颖的运动疗法。

舞蹈的种类丰富，但无论跳哪种舞，除了可以通畅气血、舒筋活络、滑利关节之外，还具有安定情绪、缓解紧张、舒畅心情、宣泄郁闷、祛脂减肥、抒发情感、降压等多种功效。

对于高脂血症患者来说，跳舞能消除体内过剩的脂肪，使软化、迟钝和缺乏活力的肌肉重新变得充满活力和弹性。一般来讲，节奏快、动作幅度大的舞蹈有较好的祛脂减肥作用，其中以跳现代舞迪斯科的祛脂减肥作用更为明显。但高脂血症患者跳舞时，要注意把握节奏和强度，不宜幅度过大，否则，无节制地狂舞不仅不利于降脂，反而对身体有害。

◎ 棋类活动

弈棋之风源远流长，盛行于中华大地，经久不衰，无论是象棋、军棋、围棋、五子棋、跳棋等，都是老百姓的最爱。

下棋作为一种文娱休闲活动，正如听音乐、练书法、绘画一样，是一种积极的休闲方式，可以很好地调节身心。对于高脂血症患者来说，下棋可使自身的精神文化生活变得丰富多彩，可以充实心灵，减少或是避免失落等不良情志的产生，这对降脂、预防并发症、促进身心健康都有着重要的作用。

第三节　起居调养

一、什么是起居调养

起居调养又叫起居养生，是通过在日常生活中采取科学、健康的生活方式来预防和治疗疾病，促进人体健康，达到延年益寿目的的一种自然疗法。起居调养的内容相当广泛，包括一个人日常生活中的衣、食、住、行等诸多方面，如洗漱、饮食、沐浴、睡眠、运动等各个方面，而这些细微的生活方式在防治高脂血症方面发挥着重要作用。

二、起居调养法防治高脂血症的要点

（1）树立"人与自然相和谐，天人合一"的观念。一个人要拥有健康，首先要牢固树立"预防为主"的思想，在日常生活中自觉地顺应自然，不违背一年四季因气温不同所应遵循的饮食、生活起居原则。养成"黎明即起，洒扫庭院"的良好生活起居习惯。不熬夜，适当午休（以半小时为宜）。生活要有规律，养成按时作息的好习惯。形成有益于自身健康的"生物钟"。生活起居有常，工作娱乐有度。喜怒哀乐、七情六欲顺畅。

（2）保持积极健康的心态。要重视情态调养在防治高脂血症中的

重要作用。中医学认为，喜、怒、哀、乐、悲、恐、惊——七情是引发疾病的重要病因之一。情绪与人体健康息息相关。中医经典著作《黄帝内经》记载："肝在志为怒，心在志为喜，脾在志为思，肺在志为悲，肾在志为恐。"明确提出了七情失调伤脏腑的观点，怒伤肝，喜伤心，悲伤脾，恐伤肾。五脏功能协调，精神活动就正常。"五脏安定，血脉和利，精神乃居"，就是说，五脏六腑安定和谐，血脉通畅，精神就安定正常。因此，情志调养在疾病的康复过程中发挥着重要作用。

情志与疾病密切相关，二者是辩证统一的。一方面，脏腑有病会致人情志不畅，如慢性胆囊炎、胆结石、慢性肝病的患者往往出现情绪不畅的表现。另一方面，情志活动的异常也会影响人的脏腑气血的正常生理活动。如果一个人长期处于情志刺激状态，如郁怒伤肝，则肝失条达，气机不畅，思虑伤脾，则脾失健运，人体内的血脂就会升高，久之可致高脂血症。因此，要预防和治疗高脂血症，营造良好的生活环境，保持快乐的心情非常重要。当然，在日常生活中，不如意、不顺心事经常发生，人要在逆境中学会调理自己，放松自己，无欲则刚。在心情不佳时，高脂血症患者应根据自己的爱好和具体情况，选择种花养鸟、谈心散步、欣赏音乐、旅行游览、习书作画、吟诗弹琴等方式以陶冶情操，使情志顺畅，气血畅达，从而有益于身心健康，有助于高脂血症的康复。

（3）树立科学饮食的观念，在日常生活中自觉而又科学的安排饮食。一日三餐，饮食有度；营养均衡，科学合理。饮食是人体营养的主要来源，健康源于饮食。高脂血症患者在日常饮食中必须做到均衡营养，粗细粮搭配，荤素调和，切忌暴饮暴食，做到不偏食，不吃零食，少吃油脂食物，不挑食，不吃高脂肪、高热量食物，避免超重和肥胖。

（4）树立生命在于运动的观念，坚持不懈地运动锻炼。对于高脂血症患者来讲，要高度重视运动在高脂血症康复中的重要作用。在日常生活中做到不久坐、不久卧、不久蹲、不久行、不久立。坚持运动，经常活动四肢。积极参与日常的家务劳动。对于中老年高脂血症患者来讲，适当而又规律的家务劳动也是防治高脂血症的一剂良药。

（5）养成每天排便的良好习惯，忌大便秘结和大便存留。规律排便是降脂减肥起居调养的一个重要方面，中医学也十分重视正常排便在人体保健中的重要作用。现代医学研究表明，人的肠腔内存有大量细菌，人吃进的食物经过细菌发酵分解后，会产生有毒物质，如氨、醛、酮及过量的胆固醇等。这些有毒物质被肠道重新吸收，进入血液循环后，不仅会损害五脏六腑的功能，而且还会诱发高脂血症等。因此，要保持人体健康，必须及时排便，避免宿便对人体健康的危害。

在日常生活中，防止便秘要注意以下几个问题。①养成规律的排大便习惯。尤其对中老年高脂血症患者，更应当注意定时排便。②在日常饮食中，注意多摄入新鲜水果、蔬菜，以及蜂蜜、核桃仁、芝麻等碱性润肠排便之物。③要心平气和，心情舒畅。④多进行有规律的运动。

（6）适当进行文化娱乐活动，改变"喜静少动"的不良生活习惯。在高脂血症人群中，有的人"喜静少动"，生活中缺乏情趣和激情。这些人常常沉默无语，生活单调，愁苦不堪。其实，这是一种不健康的生活起居方式，对人体健康十分不利。在这里，我要向这一类人群提出忠告：要脱离愁苦，要拥抱生活、拥抱大自然，要积极投身于各种活动中，去体味大自然的美好与人生的快乐。多从事一些有益于身心健康的户外体育活动，如爬山、游泳、骑自行车、步行、跑步、跳绳、跳舞，以及打羽毛球、乒乓球、门球、网球、保龄球等。在娱乐运动中享受人生的美好，体味人生的快乐，消除高脂肥胖的烦恼。

（7）树立"最好的医生是自己，最佳的药物是健身"的思想。要改变"有病乱投医"的思维方式，改变重吃药打针，轻自然疗法的观念。高脂血症的发生与自身存在的不良生活方式密切相关。每个人既是自身幸福的建筑师，更是自身健康的保护神。自己是自身健康的最好医生，生命健康与人生命运掌握在自己手中。要遵循养生保健的科学规律，自觉运用这些规律来为自身的健康服务。中外医学保健专家一致认为，饮食不当与运动过少是导致高脂血症的重要病因，因此节食营养与运动锻炼是降脂减肥的重要法宝，应当自觉地贯穿于高脂血症防治的始终。

三、作息宜规律

患有高血脂的人，如果想尽早治疗疾病，控制病情的发展，就要特别关注日常生活的规律。患者要科学地安排每天的学习、工作和生活，注意日常起居的保健，这样才能对高血脂起到辅助治疗的功效。因为日常起居的安排与高血脂的发生、发展有着十分密切的关系。

正确的生活作息对单纯性高血脂有明显的治疗缓解作用，即便是对于严重的高血脂也能够起到降低血脂的功效。值得注意的是，虽然合理的生活习惯能够保持血脂正常，这也是患者在生活中很容易做到的，但其关键在于必须长期坚持，持之以恒才能得到理想的效果。

规律的生活作息，对高脂血症患者来说是非常重要的。这主要是因为人的大脑皮质是人体各种生理活动的最高调节中枢。条件反射则是人后天最为重要的神经活动方式，人类长期遵循着规律的生活作息，且建立了良好的条件反射，以使生活有规律地进行。可如果一旦打乱了正常的作息规律，就会使人体免疫力降低、身体素质减退，诱发各种疾病。

科学合理的生活习惯是防治高血脂的主要措施之一，每个人都要根据自己的实际情况来安排自己的生活作息。生活有规律，按时作息、劳逸结合，且有良好的生活起居习惯，这样就能够有效地预防各种疾病。

当我们养成有规律的生活方式后，就会发现学习时注意力更加集中了，工作时精力充沛了，用餐时胃口大开，且容易消化，也不会轻易感到疲劳了。由此高血脂就会远离我们。

反之，如果饮食不均衡、不定时，睡眠不充足，工作压力过大，生活没有一定的规律，则会引起机体功能失调，体质下降。因此规律的生活作息是确保血脂正常的重要条件。要根据自己的年龄，身体健康特点，结合个体的学习、工作要求，制订一个适合于自己的作息制度，将工作、学习、进食、睡眠、活动等日常行为加以合理调配，且要持之以恒，不要随意改动。

四、掌握科学的饮水方法

水是生命活动必不可少的物质，是人体代谢正常运转的媒介，无论是普通人还是患者，适当多饮水，可以说是有利无害的。特别是高脂血症患者，摄入足够的水分后，体内的脂肪更容易被分解，血液浓度得以稀释，血脂水平随之有所下降。对高脂血症患者而言，每天摄入足量的水，对减肥降脂无疑是有好处的。当摄入足够的水分时，肝脏和肾脏能够充分发挥代谢功能。如果不及时补充水分，血液黏稠度会增大，妨碍血液的正常循环，进而引起诸多心血管疾病。

◎ 晨起饮水预防疾病

每天早上起床以后，空腹饮 1 杯水，能够及时改善生理性失水，同时能降低血液黏稠度，增强血液循环，加速粪便和尿液的排出，有效防治便秘。同时，对于脑梗死、脑血栓、高血压病等疾病具有一定的预防作用，还可以避免泌尿系统结石、尿路感染等。

◎ 睡前饮水预防脑卒中

为了避免起夜带来的麻烦，很多人睡前都会选择少喝水，其实，睡前适当喝一点水，有利于预防脑卒中。在晚饭后到第二天起床这段时间，老年人长时间不饮水，血液容易变得黏稠，起床前后易引发心脑血管疾病。因此，为了健康，睡前应当喝一杯水。为了方便，可以在床头放一个水杯，在睡前、起床后适时补充水分。

◎ 餐前饭后多饮水

一日三餐之前 1 小时，最好饮一定量的水。由于餐前饮水可以提前调动胃的消化功能，进食时消化能力达到高峰状态。同时，水进入胃部短暂停留后，会迅速流入小肠中，对血液起到稀释作用，水分随着血液流遍全身，增强新陈代谢。同时，饭后也应当适当饮水，有助于增强胃肠的消化能力。

◎ 老人不能猛喝暴饮

在进行运动后，很多人会拿着水瓶咕噜咕噜地大喝一通，这样的方式对年轻人来说没什么问题，但如果是老年人，那很可能引发意外。老年人用"急灌式"的喝水方法，会导致体内器官的负荷突然加重，血液浓度骤然下降，从而出现心动过速、头晕目眩等症状，甚至可能会引发心绞痛。因此，即便很渴，运动后也要歇一会儿再饮水，而且要"细吞慢咽"，这样既能充分解渴，还可以避免出现心律和血压异常等状况。

五、掌握科学合理的睡眠时间

中医学认为，高脂血症患者大多都是阳气亏虚。的确如此，生活中绝大部分的高脂血症患者动辄就会出现困乏、气促等现象，这正是气虚的表现。高脂血症患者阳气亏虚，体内就容易生湿，从而令人易困。因此几乎所有高脂血症患者都会有"吃了就困，吃得越多就越困"的表现。

可是，过多的睡眠对于患有高血脂的人来说是非常不利的，只有科学合理地控制睡眠时间，才能起到缓解病情的作用。

◎ 合理控制睡眠时间的重要性

高脂血症患者由于病情的影响，总会比健康人的睡眠时间多，但是过多的睡眠会导致人体消耗减少，脂肪的合成增多，从而使得血脂及血黏度增高。如此恶性循环，病情就会越来越重。因此对于患有高血脂的人来说，要想短时间内达到降低血脂的目的，就一定要改变嗜睡、多睡的睡眠习惯。

◎ 防止睡眠超时

高脂血症患者的最佳睡眠时间应根据其年龄、症状及营养状态的不同而确定。一般情况下，患者的睡眠时间应控制在 7～8 小时，年龄越大，睡眠时间可逐渐减少。所以，每天睡眠时间超过 8～9 小时的患者，一定要适度地减少睡眠。

在条件允许的情况下，应尽量增加运动量，采用劳逸结合的方法，达到降低血脂的作用。概括说来，高脂血症患者睡眠的时间最好在7～8小时，每晚10点左右睡觉，次日清晨6点起床即可。

◎ 防止睡眠不足

睡眠不足也是诱发高血脂的因素之一。睡眠不足时，体内的胰岛素就不能正常地进行葡萄糖代谢，机体对胰岛素就会失去敏感性，从而诱发2型糖尿病，进而还有可能发展为高血脂。而睡眠正常的人，其胰岛素的敏感性正常，就不会诱发以上病症。

医学研究发现，每日睡眠时间少于6小时的人，其患有高血脂的概率很大。所以，高脂血症患者也要防止睡眠不足，以免加重病情。要注意的是，在注重保证睡眠时间的同时，还要讲究睡眠的质量，只有高质量的睡眠，才能真正地起到防病、治病的效果。

六、正确午睡

高脂血症患者每天午休半小时可使心绞痛发病率降低30%，在平常生活中要注意以下几点。

◎ 忌饭后马上午睡

高脂血症患者因年纪较大，血管常有硬化问题，而饭后血液吸收营养较多导致血液黏度高，立即午睡容易引起中风，因此不适合饭后马上午睡。此外，饭后血液流向胃部，血压降低，大脑供氧减少，立即午睡易致大脑供血不足。因此可以先休息20分钟后再午睡。

◎ 忌吃太饱或油腻后午睡

午睡前吃得太饱会使胃膨胀，膈肌升高，影响心脏的正常收缩和舒张；太油腻会增加血液黏稠度，加重冠状动脉病变。

◎ 忌午睡时间过长

半小时至 1 小时的午睡时间最为适宜，睡眠时间过长，会进入深睡眠，醒来后会感到头闷、慵懒等不舒服的感觉。而浅睡有利于大脑，因此体力劳动者最好是睡 40 ~ 60 分钟，脑力劳动者以 30 ~ 40 分钟为宜，这样能够在一定程度上减少心脏的耗氧和动脉压力，从而降低了冠状动脉粥样硬化的发生率，心脏也因此得到保护，对于延缓心脏衰老、预防心肌梗死具有重要的作用。

◎ 忌午睡地点过凉

人体在睡眠的状态下，体温调节中枢功能减退，如在过凉的地方睡觉，轻者醒后身体不适，重者会受凉感冒。

◎ 忌坐着或趴着打盹

因条件限制，不少人有坐着或趴在桌沿上睡午觉的习惯。坐着或者趴着午休的习惯，非常不利于身体健康。趴在桌沿上午睡会压迫胸部，影响呼吸，从而使手臂发麻。达不到使身体得到调节放松的目的，还会造成吸入氧气不足，导致头部血流减少而出现"脑贫血"。建议采取头高脚低的右侧卧位，这样可以减轻心脏的压力，防止打鼾。

◎ 体质孱弱者不适合午睡

在午睡时，人的心跳速率和血压会像晚上睡觉一样降低，而醒来后心跳速率和血压又开始提升。如此日复一日的"高高低低"状态变奏，会促使心血管和脑血管的发病概率大大增加。

◎ 忌睡前服降压药

人体入睡后的血压比醒时的血压会下降 20% 左右，睡前服药容易使心、脑、肾等重要脏器供血不足，促使血小板等凝血物质附着在血管壁上形成血栓，导致缺血性中风。伴有高血压病的高脂血症患者，睡前忌服降压药。

七、勤梳头

梳头有助于疏通气血、通达阳气、健脑聪耳，改善头皮血液循环，特别适合气血循行异常的高脂血症患者。这并非无稽之谈，在中国古老的养生学说中，"常梳发"是养生保健的重要方法之一。

中医学认为，人的头部是诸阳所集之地，人体的十二经脉和奇经八脉等经脉都集中在头部，在梳头的过程中这些穴位也会得到一定的刺激，可促进血液循环、调节对大脑供血和供氧，使大脑的疲劳得以缓解，并提升大脑的活力和灵敏度。除此之外，在梳头时所产生的良性刺激还会通过经脉传到脏腑，使脏腑功能得到强化和改善，从而起到防治疾病、强身健体的功效。高脂血症患者在梳头时，还可重点梳理神庭、上星、玉枕、风池、太阳等穴位，这几个穴位具有平肝息风、开窍凝神的作用。

◎ 选择合适的梳子

选择梳子梳头时，应当注意尽量选用竹质、牛角等天然材料的梳子。常见的塑料梳子会与头发摩擦产生静电，极易引发心律失常和血压升高。此外，梳子的齿不宜过尖、过密或过疏，避免划伤头皮或拉扯头发。最佳的梳头时间是早晨，在梳头时应当从前额开始，向后一直梳到枕部；在梳理时一定要紧贴头皮，适度地用力。每分钟梳头的时间在50次左右最为合适，每次梳头200～300次，最好头皮能产生热胀的感觉。如果时间允许，下午还可以再梳一次，但是晚上临睡前最好不要梳头，以免造成神经兴奋，影响睡眠。

◎ 选择梳头工具

梳头的工具也可以选择手指，具体方法如下：站立，双腿分立与肩同宽，膝盖略屈，头正直，双目平视，舌抵上腭。排除杂念，自然呼吸，手指交叉稍屈，自前额发际经头顶向后梳至后脑，然后经双耳上部梳至后脑，重复36次。

八、积极防治便秘

高脂血症患者出现排便困难的情况时，可能会引发脑血管意外、心绞痛、心肌梗死等，因此，高脂血症患者要严格预防便秘。如果出现了便秘，可以采取以下措施积极应对。

◎ 养成定时排便的习惯

因工作繁忙、饮食不当、使用泻药等原因，导致很多人没有养成每天定时排便的好习惯。另外，还有不少人在排便时看书看报，注意力分散，便意不浓，长期这样下去，便秘症状会越来越重。为此，最好在每天晨起后或晚上睡前排便，排便时要集中精力。

◎ 改善日常饮食结构

解决便秘的最好方法就是多进食富含膳食纤维的食物，适当多饮水，这样能降低胆盐的黏稠度，促进胃肠蠕动，有助于排便。对老年人来说，饮水是很重要的。每天早晨起床后，空腹饮温开水 300 ~ 400 毫升，在水中加些蜂蜜效果更好。在饮食结构中，可有意增加洋葱、蒜苗、萝卜等食物，但是不能吃辛辣等刺激性强的食物。

◎ 适当增加运动量

老年人适当增加运动量，有助于防治便秘。一般每天 1 ~ 2 次，每次 30 分钟左右，锻炼强度可以根据自己的身体状况而定，最好在早晨起床后、下午或晚上开展运动。年老体弱而不便运动者，可以做收腹提肛运动、活动四肢运动。适当的运动能强身健体，促进排便能力。

◎ 做好心理护理

老年人的心理相对脆弱，患病后常常焦虑不安、精神紧张，这无疑会影响代谢，加重便秘症状。因此，治疗便秘需要消除恐惧和焦虑心理，顺其自然，不要过分强调大便的量和每次排便的时间，当精神放松下来，反而更容易排便。

高脂血症患者为什么要衣着宽松？

研究表明，高血脂与动脉粥样硬化常伴随发生于全身各部位，如果穿着过紧，容易增加血液流通阻力，使本来就被黏稠血液拖累的心脏不得不加大功率，以维持血液的正常流通，从而致使血压升高。而穿着宽松的衣服，就会减少血液流通的阻力，降低心脏负担，还可以有效降低因血脂异常、血压升高引起的心脑血管疾病的发病率。

所以，高脂血症患者在日常着装时应注意以下几点。

（1）皮带松，不要将皮带系得过紧。

（2）衣领松，不必要时不系领带及领结，在必须佩戴领结或者领带时，应尽量保持宽松。

（3）鞋子松，尽量不要穿小鞋，用布鞋代替皮鞋是一个不错的选择。

但是，衣着的宽松程度并没有一个统一的标准，以个人穿衣整齐利落、颈部、胸部、腰部、脚部等身体部位没有压迫感为宜，自然舒适就好。

九、科学用药

通常情况下，高血脂不首先用药，饮食、运动是优先选择。经过 3 个月的控制，如果病情无法改善或加重，那必须使用降脂类药物进行干预。切记，要科学使用降脂药物。

判定是继续用食疗、运动等方式降脂，还是使用药物进行干预，需要观察一些症状、体征及检查数据。下述情况需要进行药物治疗。

总胆固醇 ≥ 5.73 毫摩尔 / 升，或低密度脂蛋白 ≥ 3.73 毫摩尔 / 升，而且有两个以上的心血管疾病危险因子（可能出现心血管疾病的因子包括患高血压病、糖尿病，男性 ≥ 45 岁，女性 ≥ 55 岁，长期吸烟者）。

甘油三酯 ≥ 3.2 毫摩尔 / 升，同时合并总胆固醇与高密度脂蛋白的比值 > 5 或高密度脂蛋白 < 0.83 毫摩尔 / 升。

甘油三酯＞ 2.6 毫摩尔 / 升，而且患有急性胰腺炎者。

药物能够治疗疾病，但是药物的不良反应也可能会引起疾病，所以除了正确选择药物、判断病情外，正确服用药物也是非常重要的。在服用前要弄清药物的种类、功效、用法用量及禁忌等。在服用药物时，要使用白开水，而且要喝足够的水，让药物在肠道里充分分解。千万不要用果汁或碳酸饮料服药。另外，应当掌握好服药时间，一般在饭后服药。

要坚持长期服用药物，不能擅自停药，以免影响疗效，甚至引起反弹；不要擅自更换药物种类，由于降脂药大多有不良反应、使用禁忌，如果盲目换药，而自己又缺乏医学知识，很容易出现药物伤害现象；定期复查，适时根据病情调整药物的种类及剂量；药物治疗期间，食疗和运动治疗要同步开展，以便获得更好的疗效。

年龄超过 70 岁，而且伴有慢性充血性心力衰竭、晚期脑血管疾病、恶性肿瘤等疾病，不宜服用降脂药物；处于孕期和哺乳期的女性，不宜使用降脂药，因为他汀类药物在降低胆固醇的同时，还会降低有助于胎儿生长的固醇类物质。

十、季节性护理

高脂血症患者应顺应气候变化而做出相应的改变。研究显示，血脂会随着季节的变化而出现波动，也就是说，在不同的气候条件下，血脂水平是不一样的。所以，高脂血症患者的护理一定要注意气候的变化。

◎ 春季防血脂水平反弹

春季气候逐渐变暖，但是寒冬的气息并未完全消失。经过一冬的休息，人们很少运动锻炼，而且经常吃肉类、甜食等食物，不知不觉摄入了大量能量。特别是在中国传统的春节，难免会吃得过多，甚至大量吸烟、饮酒。春季是万物生发的好时节，同时也是高血脂病情容易反复的时节，尤其是甘油三酯水平容易升高。为此，每年春季最好到医院检查 1 次血脂水平。

◎ 夏季防血栓高发

夏季天气炎热，人们的食欲下降，加上运动时能量消耗较大，体内的脂肪容易消耗，是减肥的好时节。所以夏季血脂水平相对比较低。不过，夏季容易出汗，可能会导致体内缺乏水分，进而造成血液黏稠度增高。血液黏稠度增高时，容易导致血管阻塞，形成血栓，可能会导致脑卒中。因此夏季要多补充水分，多吃一些瓜果蔬菜，适当增加蛋类和肉类的进食量。

◎ 秋季控制血脂水平

秋季气温逐渐下降，人们的食欲逐渐恢复，很容易积蓄过多的能量。可以说，秋季是高血脂和其他心血管疾病高发的时节。特别是胆固醇含量波动较大，所以要控制蛋黄、动物内脏等高胆固醇食物的摄入量，避免胆固醇水平增高，同时要防止甘油三酯水平偏低。

◎ 冬季防冠心病和脑卒中

冬季气候寒冷，人们经常待在家里，缺乏运动，容易患多种疾病。从生理角度来看，由于冬季气温较低，血管收缩，加上高脂血症患者的血液黏稠度很高，血管弹性较差，因而血管容易堵塞，形成血栓，严重者会引发脑卒中。所以在冬季高脂血症患者可以适当吃些大蒜，可有效降低血脂水平。

参 考 书 目

1. 张大宁. 高血脂自我康复全书. 西安：西安交通大学出版社，2014.

2.《健康大讲堂》编委会. 高血脂吃什么，禁什么. 长沙：湖南美术出版社，2013.

3. 于建敏，王晶. 高血脂吃对不吃错. 长春：吉林科学技术出版社，2013.

4. 方宁远. 高脂血症. 第2版. 北京：中国医药科技出版社，2013.

5. 王兴国. 高血脂饮食与中医调养. 北京：人民军医出版社，2010.

6. 李宁. 高血脂吃什么宜忌速查. 北京：化学工业出版社，2014.

7. 王玉新，玄先法. 专家解答高脂血症. 西安：第四军医大学出版社，2011.

8. 陶贵周，马建材，林青. 高血脂防治精选. 北京：人民军医出版社，2009.